La cámara hiperbárica

en

patologías abdominales

Inflamatorias, obstructivas y sépticas

Dra. Nina Subbotina

Alexandria Library
MIAMI

Índice

Introducción

La patología abdominal inflamatoria, séptica u obstructiva, es la causa más común de consulta para el gastroenterólogo y la más frecuente para el cirujano en las urgencias y en las complicaciones de las cirugías programadas.

El íleo como expresión de la sepsis abdominal produce una gran distensión, generando un cuadro compartimental, que eleva el diafragma y comprime los grandes vasos retroperitoneales.

El oxigeno hiperbárico disminuye el volumen de gas acumulado y produce un recambio del mismo por oxigeno que al ser un gas metabólico es rápidamente utilizado por el organismo. Estos efectos hacen que disminuya el diámetro del intestino lo que también hace que disminuya la presión sobre sus paredes reactivando la circulación capilar y activando su motilidad.

Durante más de treinta años de practicar la cirugía en Hospitales Navales que poseen además Centros de Medicina Hiperbárica utilicé este recurso terapéutico observando resultados asombrosos en la evolución de mis pacientes.

Con más de cuarenta y dos años en Medicina Hiperbárica creo, sin temor a equivocarme que esta publicación tiene gran valor para los profesionales que aun desconocen el método, para aquellos inquietos residentes y para todos aquellos que todavía guardan la capacidad de asombro.

La Dra. Nina Subbotina con una amplia trayectoria en la práctica y en la docencia ha impulsado el desarrollo de la Medicina Hiperbárica en Argentina, es una referente internacional y ha volcado sus conocimientos en esta publicación con gran claridad acompañando los mismos con una copiosa y moderna bibliografía.

Dr. Hector Osvaldo Campos

PARTE I
Mecanismos de acción
del oxígeno hiperbárico

La oxigenoterapia hiperbárica (OHB) es un tratamiento que consiste en hacer respirar al paciente
oxígeno puro en el interior de una cámara a una
presión mayor que la atmosférica (*hiper:* mayor;
bar: unidad de presión). La aplicación tópica del
oxígeno, mediante una pequeña cámara, o bolsa
para las piernas o los brazos, no es oxigenoterapia
hiperbárica, ya que el oxígeno no difunde por la
piel intacta o lesionada más que a un milímetro.

Además de eliminar la hipoxia tisular, pero de
manera más potente que lo hace el oxígeno normobárico (respirado a presión atmosférica con mas-
cara-reservorio), el oxígeno hiperbárico produce
importantes cambios en el organismo.

Existen dos principales efectos de la oxigenoterapia hiperbárica:

1. Efecto mecánico o volumétrico, producido por la presión aumentada a la cual está expuesto el organismo.
   Este efecto es muy útil en la reducción del tamaño de
   gas que pueden contener el intestino en obstrucción
   intestinal u otros órganos en diferentes patologías.

2. El segundo efecto es solumétrico, debido a la mayor solubilidad del oxígeno en los líquidos del organismo y sus tejidos.

Efectos mecánicos de la presión

El cuerpo humano comúnmente está sometido a la presión atmosférica que a nivel del mar es de 1013.25 milibares, que equivale a 1 atmósfera absoluta (1 ATA). En la oxigenoterapia hiperbárica se utilizan presiones que pueden superar la presión atmosférica hasta 3 veces. El cuerpo humano está compuesto de agua, y como los líquidos no se comprimen, no es compresible. No es así con el gas o aire que contienen algunas cavidades. Según la ley de Boyle-Mariotte, un volumen de gas a temperatura constante es inversamente proporcional a la presión absoluta a la cual está expuesto.

De acuerdo con lo mencionado, cualquier gas (aire, mezclas de gases u oxígeno puro) se comprime con el aumento de presión en los pulmones, en las vías aéreas, en los senos paranasales, en el oído medio y en el intestino. Esta reducción de volumen de gas es terapéutica en el síndrome compartimental abdominal ya que disminuye el volumen de gas en el intestino con la compresión, permitiendo aliviar la distensión de los tejidos y mejorar la perfusión.

No hay problemas con el intestino, porque éste tiene las paredes blandas, que se adaptan a la presión. Y en muchos casos es una ventaja por reducir la presión de gas intestinal si se encuentra aumentado. El volumen del gas en el intestino durante la compresión disminuye sin causar molestia alguna. Cuando el paciente sufre de flatulencia (meteorismo), empieza a sentir un alivio en la cámara hiperbárica durante la fase de compresión, por disminuir el volumen del gas en el intestino. Los senos paranasales y el oído medio pueden presentar ciertos problemas, porque tienen las paredes rígidas, que no se colapsan con el aumento de la presión exterior, y si el paciente en la cámara hiperbárica durante la compresión no controla los cambios de la presión en el oído medio, la menor presión dentro de esta cavidad puede producir hemorragia y trasudación de linfa hacía su interior, o rotura de la membrana timpánica. Antes de someter al paciente al tratamiento en cámara hiperbárica, se le deben dar las instrucciones pertinentes. A un paciente que se encuentra en coma comúnmente se le realiza miringotomía antes de tratarlo. Es decir que estas complicaciones en la mayoría de los casos son evitables. La presión en los pulmones sanos (sin cavernas, bullas, neumotórax) se equilibra con la presión externa por respiración.

Cada sesión de tratamiento en la cámara hiperbárica tiene cuatro fases: la fase de compresión, la
fase de isopresión (cuando la presión está en mese-
ta), la fase de descompresión y la fase de post-presurización o post-tratamiento.

Durante la compresión el ingreso del gas (O_2)
al organismo, se realiza a través de las vías aéreas
y de éstas al alvéolo pulmonar, produciéndose en
este nivel el intercambio gaseoso con la sangre. El
gas inhalado pasa a través del surfactante pulmonar a los capilares alveolares, a las venas pulmo-
nares, al corazón, y con la circulación a todos los
tejidos, desplazándose desde el lugar de mayor
presión hacia el lugar de menor presión por difusión, hasta que se produzca el equilibrio de presiones de dicho gas en el ambiente con la presión de
este gas en los tejidos.

Los gases se disuelven en los líquidos obede-
ciendo a la ley de Henry, que dice: a temperatura
constante, un gas en contacto con un líquido sobre
el cual no ejerce acción química, es disuelto en este
líquido en cantidades proporcionales a su presión
parcial.

Durante la fase de isopresión no hay cambios
de la presión de gas en el organismo, pero hay
cambios en la composición gaseosa. Tanto los gases intestinales, como aquellos producidos en los

tejidos por microorganismos anaerobios causantes de la gangrena gaseosa, son reemplazados por el oxígeno; mecanismos imperceptibles por el paciente sometido a la oxigenoterapia hiperbárica.

Durante la fase de descompresión ocurre lo inverso a la compresión. La presión parcial de los gases se hace menor fuera del organismo en el transcurso de la descompresión. El organismo está liberándose de los gases, porque el gas disuelto en los tejidos pasa a la sangre para ser expulsado con la respiración, siempre desplazándose de mayor presión parcial de gas hacía menor presión parcial.

En la fase de post-presurización después de la sesión de oxigenoterapia hiperbárica, durante un tiempo en los tejidos persiste mayor cantidad de oxígeno. ¿Cuánto tiempo permanece el oxígeno en los tejidos?

De un tratamiento al otro el tiempo de "lavado" del exceso de oxígeno de los tejidos se reduce manifiestamente. Después de las primeras exposiciones este tiempo es de casi 4 hs, y a partir de la séptima sesión el tiempo se reduce a media hora.

Solubilidad del oxígeno en plasma

Respirando aire a nivel del mar (1 ATA) el hombre tiene 0,3 ml de oxígeno disuelto en cada 100 ml de sangre arterial. Aunque esta cantidad parece insignificante, es muy importante, porque específicamente esta porción de oxígeno actúa sobre los quimio o baro-receptores del organismo, produciendo diferentes reacciones fisiológicas. Respirando oxígeno puro a 2 ATA el paciente tiene 3 a 4 ml de oxígeno disueltos en cada 100 ml de sangre y con 3 ATA la cantidad de oxígeno disuelto en sangre aumenta a 6 ml. Estos 6 ml de oxígeno equivalen a la diferencia en la cantidad de oxígeno entre la sangre arterial y venosa; el contenido de oxígeno en la sangre arterial es de 20 ml y en la sangre venosa (venosa mixta de la arteria pulmonar) es de 14 ml. Estos 6 ml de oxígeno son los que el organismo utiliza en reposo. Entonces, respirando oxígeno puro a 3 ATA, cuando la cantidad de oxígeno soluble que contiene el plasma es suficiente para satisfacer los requerimientos del organismo sin necesidad de utilizar el oxígeno transportado por la hemoglobina (que en sangre venosa queda saturada con oxígeno), decimos que la sangre venosa queda "arterializada".

Con el incremento de la presión parcial de oxígeno en sangre aumenta la presión parcial de oxígeno en los tejidos, de lo cual dependen los efectos de la oxigenoterapia hiperbárica. Por ejemplo, la supresión de la producción de la alfa-toxina por los clostridios en la gangrena gaseosa, el aumento de la actividad fagocítica de los polimorfonucleares (PMN), la disminución de adherencia de los leucocitos a la pared vascular en la injuria de isquemia-reperfusión, la estimulación de la producción de la superóxido dismutasa, etc.

Retención del anhídrido carbónico (dióxido de carbono)

Una pregunta muy común es: si la hemoglobina queda saturada con oxígeno, ¿qué pasa con el anhídrido carbónico? Se retiene muy levemente en los tejidos por el efecto Haldane, pero es 50 veces más soluble que el oxígeno: se transporta a los pulmones disuelto en sangre y como ácido carbónico es compensado por el bicarbonato con una disminución mínima del pH. Prácticamente, este efecto no tiene relevancia clínica.

Intercambio de gases entre la sangre y los tejidos

La mayor cantidad del oxígeno se transporta por la hemoglobina. Cuando los glóbulos rojos llegan a los capilares de los tejidos, encuentran un territorio con menor presión parcial de oxígeno, entonces entregan este gas. El contenido de dióxido de carbono es más alto en los tejidos que en la sangre, por eso el dióxido de carbono se difunde de los tejidos a la sangre, y el oxígeno a la inversa, de la sangre a los tejidos (siempre desde la mayor hacia la menor presión parcial). En condiciones hiperbáricas, la presión parcial de oxígeno en sangre es mucho mayor que respirando aire en condiciones normales. La mayoría de los protocolos de los tratamientos utilizan 2-3 ATA (0,202-0,303 MPa), con lo que la presión de oxígeno en sangre arterial llega a 1200-2000 mm Hg. La presión parcial de oxígeno más alta lo hace difundir a mayor distancia y en mayor cantidad en los tejidos. Respirando aire a una presión atmosférica de 1 ATA, las presiones subcutáneas del oxígeno (PtO_2) en miembros inferiores son de 50-70 mm Hg. [1] Respirando oxígeno puro a 1 ATA, estos valores suben a 90-150 mm Hg; a 2 ATA son de 200-300 mm Hg, y aún más altos cuando se respira oxígeno puro a 3 ATA.

Requerimientos de los tejidos en oxígeno
Para el funcionamiento normal de la cadena respiratoria los tejidos requieren la presencia constante del oxígeno molecular. Aproximadamente un 90 % de oxígeno se utiliza en la fosforilación oxidativa

---

1. Dowd G.S.E.,,Linge K.,Bentley G. Measurement of transcutaneous oxygen pressure in normal and ischaemic skin. *The Journal of Bone and Joint Surgery*, vol. 65-b, no. I, January 1983, 79-83.

con formación de moléculas de ATP ricas en energía, un 9 % se gasta en remover el hidrógeno en los
procesos de oxidación de aminoácidos y un 1 %
se incorpora en las moléculas durante la oxidación
de las aminas biógenas y de las hormonas. Pero los
órganos necesitan diferentes cantidades del oxígeno; lo que consta de la siguiente tabla.[2]

Órganos	PvO_2 (mm Hg)	% satura-ción Hb	$[CaO_2\text{-}CvO_2]$ (vol%)
Cerebro	37	69	6.3
Corazón	30	56	11.4
Intestino	45	80	4.1
Riñón	74	94	1.3
Músculo esquelético	32	60	8.0
Piel	75	95	1.0

Tabla 1. Presión parcial de oxígeno y saturación de hemoglobina
en sangre venosa; extracción de oxígeno por diferentes órganos.

Efectos terapéuticos de la OHB

El oxígeno bajo presión mayor que la atmosférica
produce varios efectos terapéuticos, de los cuales
los más estudiados son los siguientes:

---

2. Shapiro BA, HarrisonRA, Walton JR. *Clinical Application of
Blood Gases*, 2nd edition, May 1977, p. 13

1. Revierte el estado hipóxico y recupera la producción de energía por la célula. Influye sobre la contracción — dilatación de los vasos sanguíneos.

2. Reduce el edema.

3. Aumenta la tolerancia de la isquemia por el cerebro y disminuye la presión endocraneana.

4. Reduce la frecuencia cardíaca en un 10-15%.

5. Aumenta la diuresis.

6. Produce un efecto hipoglucemiante.

7. Controla la infección inhibiendo las bacterias anaerobias.

8. Interfiere con el progreso de algunas enfermedades microbianas (mionecrosis clostridial) suprimiendo la producción de toxinas por gérmenes.

9. Acelera la fagocitosis.

10. Potencia la acción de algunos antibióticos.

11. Modifica la farmacocinética y farmacodinámica de algunos medicamentos: diuréticos, antiarrítmicos, beta-bloqueantes, hipoglucemiantes, etc.

12. Desbloquea a la hemoglobina, a la mioglobina y a la citocromo oxidasa, inactivadas por el monóxido de carbono.

13. Modifica la respuesta inmune del organismo.

14. Modifica el efecto de los factores de crecimiento y citoquinas mediante la regulación de sus niveles o de los receptores celulares para estas sustancias.

15. Aumenta la producción de colágeno.

16. Promueve la proliferación celular.

17. Estimula la neoangiogénesis.
18. Modula la producción del óxido nítrico.
19. Reduce la injuria de isquemia-reperfusión.
20. En protocolos terapéuticos aumenta la actividad del sistema antioxidante del organismo.
21. Inhibe la adhesión de los neutrófilos a los vasos sanguíneos en diferentes patologías, previniendo las lesiones posteriores.
22. Realiza señalización en diferentes procesos fisiológicos y patológicos por especies reactivas del oxígeno.
23. Aumenta la sensibilidad a la radio y a la quimioterapia de las células cancerígenas.
24. Moviliza las células madre de la médula ósea.

El oxígeno hiperbárico revierte el estado hipóxico

Una persona adulta utiliza 6 ml de oxígeno de cada 100 ml de sangre o plasma; los mismos 6 ml de oxígeno disuelto en plasma se obtienen tratando a un paciente a 3 ATA (0,303 MPa), lo que permite combatir una pérdida aguda y masiva de sangre.

Mayores presiones tisulares de oxígeno son indispensables en el tratamiento de las úlceras crónicas que no cicatrizan. La medición transcutánea de oxígeno demostró que las heridas crónicas son hipóxicas: la PO_2 en los tejidos periulcerosos es entre 5 a 20 mm Hg. Las heridas cicatrizaron en los pacientes en los cuales la PO_2 aumentó hasta 30 mm Hg y no cicatrizaron en los pacientes en los cuales este nivel no fue alcanzado.[3]

Vasoconstricción producida por la oxigenoterapia hiperbárica

La exposición al oxígeno hiperbárico produce una disminución del flujo arterial de un 20%.[4] Esto a su vez disminuye la extravasación de líquido en el área lesionada. El retorno venoso no se modifica; entonces en todo momento ingresa a la zona menor cantidad de líquido del que sale. En estudios experimentales se ha observado la reducción del edema en un ~ 20 %. La elevada presión parcial del oxígeno en la sangre arterial bajo condiciones de hiperoxia compensa la reducción del flujo sanguíneo; el efecto final es la mejoría manifiesta en la oxigenación de los tejidos lesionados pese a una vasoconstricción concomitante. A medida que disminuye el edema reduciéndose su presión a

---

3. Sheffield PJ. Measuring tissue oxygen tension. In: Bakker DJ, Le Péchon JC, Marroni A. Eds. *Hyperbaric oxygen: wound healing, safety, cost-effectiveness.* Belgrade: Best Publishing Company, 1998, 25-41.
4. Bird AD, Telfer ABM. Effect of hyperbaric oxygen on limb circulation.*Lancet* 1965; 13 (1): 355-6.

los capilares mejora la microcirculación en el área lesionada o hipóxica.

El edema en los miembros traumatizados de los pacientes tratados con OHB desaparece unos 5-7 días más temprano que en el grupo no tratado con OHB.[5]

Influencia de la OHB sobre los vasos sanguíneos cerebrales

La autorregulación de los vasos sanguíneos cerebrales depende de las presiones parciales de oxígeno y de dióxido de carbono. El nivel normal de flujo sanguíneo es de 50-60 ml/100g/min. y en las personas sanas está bajo el control estricto de la autorregulación; efecto casi independiente de la presión arterial sistémica. La OHB produce un aumento de la presión parcial de oxígeno en el cerebro. La OHB induce la vasoconstricción de las arterias cerebrales: el flujo disminuye un 25%. En menos de 2 horas el oxígeno hiperbárico a 2 ATA produce una reducción manifiesta del flujo cerebral al mismo tiempo que aumenta casi 10 veces la PaO_2. Entonces, aunque el flujo cerebral se reduce, la oxigenación del cerebro aumenta.

---

5. IsaakovYuV. [Lesiones Traumáticas] En: S.N.Yefuni (Ed.) [*Manual de la oxigenoterapia hiperbárica*] M, Medizina, 1986, p.191. (ruso)

El oxígeno hiperbárico aumenta la diuresis

La experiencia clínica demuestra que durante la sesión aumenta la diuresis, lo que se observa fácilmente en los pacientes que tienen una sonda urinaria. Durante unos 60-90 min. de tratamiento a veces se producen más de 500 ml de orina. Este es otro indicador de la influencia favorable del OHB. Los hiperbaristas rusos recomiendan utilizar esta información en los pacientes graves. La visualización de la cantidad de orina permite evaluar el efecto de la sesión sobre el organismo del paciente.[6]

El efecto hipoglucemiante

El efecto hipoglucemiante del oxígeno hiperbárico se observa en la práctica cotidiana. Un análisis retrospectivo de 13.510 sesiones de OHB realizadas en 25 centros de los EE.UU. demostró una disminución promedio de 36,1 mg/dl de una glucemia inicial mayor de 150 mg/dl en un 79 % de los pacientes diabéticos. Pese a la alimentación de los pacientes con glucemia inicial menor de 150 mg/dl,

---

6. Akselrod A Yu.[Seguimiento de los pacientes durante la sesión de la oxigenoterapia hiperbárica]. *En:* S.N.Yefuni (Ed.) [*Manual de la oxigenoterapia hiperbárica*] M, Medizina, 1986: 65-78. (ruso)

después de la sesión OHB este valor cayó por debajo de 100 mg/dl en un 19,6 % de ellos[7].

En los pacientes con diabetes tipo 2, después de 10-12 sesiones de OHB se observó la reducción del consumo de la insulina, recuperación de la secreción residual de la insulina, y la supresión de la secreción de las hormonas contrainsulares: glucagón, glucocorticoides, catecolaminas.

El efecto hipoglucemiante de la OHB se considera el resultado de la recuperación de los receptores de insulina, la activación de las enzimas NAD-dependientes, la mejoría de la utilización de la glucosa por los tejidos y la activación de la función residual del páncreas. Este efecto hay que tenerlo en cuenta tratando a los pacientes diabéticos.

Los efectos antibacterianos de la OHB

El efecto antibacteriano es uno de los más conocidos del oxígeno hiperbárico. Las bacterias anaerobias no poseen enzimas antioxidantes, por lo que no pueden desarrollarse en presencia de oxígeno en los tejidos. Además, con altas presiones parciales de oxígeno en los tejidos, se suprime la producción de la toxina alfa por los clostridios, mientras que el organismo necesita aproximadamente una

---

7. *Uhlmeyer D,* Warriner III R, Pasceri P, et al. Pre and post hyperbaric oxygen therapy (HBOT) blood glucose levels. *Undersea Hyperb Med,* 2005; 32(4):312-3.

media hora para desactivar la toxina ya producida. El aumento de la actividad de la fagocitosis es otra acción importante del oxígeno hiperbárico. Este efecto se logra a través de las especies reactivas de oxígeno (EROs) que se producen en mayor cantidad en los fagocitos durante el tratamiento con oxígeno hiperbárico. El tratamiento de la mionecrosis clostridial con OHB es una de las indicaciones más conocida en el mundo médico.

La OHB potencia la acción de algunos antibióticos

La OHB aumenta la actividad de diferentes agentes antimicrobianos: antimetabolitos, inhibidores de la pared celular, inhibidores de la síntesis de proteínas y agentes de óxido-reducción. Diferentes autores han observado un aumento de la potencia de los antibióticos del grupo de los aminoglucósidos en combinación con la oxigenoterapia hiperbárica.

El oxígeno hiperbárico influye sobre la farmacodinámica y farmacocinética de algunos fármacos

Este punto tiene dos aspectos: algunos fármacos modifican el efecto del OHB, realizando por ejemplo, protección contra la toxicidad por oxígeno o potenciando esta acción. El segundo aspecto es la modificación de la farmacodinámica y farmacocinética de algunos medicamentos bajo las condiciones de OHB. Por ejemplo, el oxígeno hiperbárico restaura la sensibilidad del sistema cardiovascular de los pacientes con insuficiencia cardíaca crónica a los diuréticos y glucósidos cardíacos[8], potencia el efecto antiarrítmico del atenolol[9], estimula el aparato insular y aumenta la sensibilidad de los receptores celulares a la insulina.[10]

Desdoblamiento de la carboxihemoglobina, carboximioglobina, etc.

Es el mecanismo que permite salvar al paciente intoxicado por monóxido de carbono. Además, se recupera la función mitocondrial bloqueada por el CO, que inhibe la citocromo oxidasa (citocromos a,a_3).

---

8. Petrovsky BV, Yefuni SN. [La oxígenoterapia hiperbárica.] M, Medizina, 1976, 344p. (ruso)

9. Seriakov VV. [Interacción de farmacoterapia y la oxigenación hiperbárica en el tratamiento de los síndromes cardiovasculares principales.] Tesis del doctorado. Moscú, 1998, 27p. (ruso)

10. Kahknovsky IM. Endocrinología. En: S.N.Yefuni (Ed.) [*Manual de la oxigenoterapia hiperbárica*] M, Medizina, 1986, p. 291-9.(ruso)

La OHB y el sistema inmune

Además de activar la fagocitosis, la OHB tiene una acción multifacética sobre el sistema inmune. El efecto general es una respuesta fisiológica que depende del nivel inicial de los índices inmunológicos. Los protocolos terapéuticos no modifican el estado de los leucocitos y sus diferentes subpoblaciones. En las células promielocíticas leucémicas se observa la disminución de la proliferación y el aumento de la diferenciación[11] (en la ex URSS fueron realizados importantes trabajos de la aplicación de OHB en leucemias).

Los mecanismos de cicatrización

La hiperoxia en las heridas y úlceras crónicas aumenta la formación del tejido de granulación, acelera la contracción de las heridas y la cicatrización. En el proceso de cicatrización interpretan un papel muy importante los factores de crecimiento: son proteínas solubles que activan la proliferación celular y su diferenciación. En las heridas crónicas se observa una disminución del factor de crecimiento

---

11. McIntyre KM, Dixon PS, Krock LP, Piepmeier EH Jr. The influence of hyperbaric oxygenation on leukocyte viability and surface protein expression. *Aviat Space Environ Med,* 1997; 68 (12): 1129-33.

del endotelio vascular (VEGF), y del factor de crecimiento derivado de las plaquetas (PDGF). La OHB modifica la expresión de los receptores celulares de estos factores y estimula la producción de VEGF, promoviendo de esta manera el desarrollo de nuevos capilares —angiogénesis- y la formación de tejido de granulación. Se observa la potenciación de la acción de los factores de crecimiento y del oxígeno hiperbárico en las heridas crónicas.

La OHB modifica la producción de óxido nítrico

El óxido nítrico (NO) es un gas inorgánico, incoloro, soluble en agua y lípidos. El único electrón que posee, lo hace un radical muy activo, que penetra fácilmente las membranas biológicas y entra en reacciones con otras sustancias. Su semiperíodo de vida es de 3 a 6 segundos. El NO es rápidamente neutralizado *in vivo* por la hemoglobina o el anión superóxido. Por su alta capacidad de difusión, el NO no solamente entra en todas las estructuras de la célula, sino también en las células vecinas. Estas características permiten al NO reaccionar sobre los blancos en el citosol y detrás de las membranas celulares.

En cantidades **patológicas** el NO produce la nitrosilación de los metales de las metaloenzimas;

bloquea el transporte de electrones en las mitocondrias acoplándose con el grupo hemo en los
citocromos; suprime la actividad de las enzimas
antioxidantes (catalasa, peroxidasa, superóxido
dismutasa) y daña el ADN por desaminación. El
daño al ADN y a las mitocondrias es uno de los
factores que causan apoptosis.

En presencia de peróxidos, el NO forma sustancias de mayor potencial reactivo: peroxinitritos
(ONOO⁻), los cuales inducen el estrés por nitrosilación y oxidación, cuando están en exceso. Una
de las posibles explicaciones de por qué las células
que generan grandes cantidades de NO no mue-
ren, es la presencia de la superóxido dismutasa que
cataliza la degradación de los radicales tóxicos.

**La influencia de la OHB sobre la produc-
ción de NO** todavía no está dilucidada completamente, ya que quedan muchas piezas de este
rompecabezas para descubrir. La interacción entre
OHB y NO permite entender mejor algunos deta-
lles del tratamiento con oxígeno hiperbárico.

Papel del oxígeno hiperbárico en la adhesión de los neutrófilos

En los últimos años los estudios de los mecanismos
de la acción del oxígeno hiperbárico están centra-
dos en la adhesión de los PMN sobre el endotelio

vascular que es un fenómeno universal de desarrollo de diferentes estados patológicos.

En los procesos inflamatorios los leucocitos de
la sangre se dirigen al foco infeccioso, atravesando
la pared vascular. Se produce marginación de los
leucocitos y posterior migración desde la circulación a los tejidos. Esta migración está facilitada por
el fenómeno de adhesión de los neutrófilos al endotelio vascular. Los leucocitos que se desplazan
en la sangre están redirigidos a los sitios donde
son necesarios en los procesos de inflamación. Los
neutrófilos se arrastran en lugar de flotar a la deri-
va y abandonan la circulación atravesando activa-
mente la brecha que hay entre células endoteliales
contiguas, cruzan la membrana basal por diapédesis y se dirigen hacia el sitio de la inflamación por
gradiente quimiotáctico.

Sobre la superficie de la membrana celular de
los leucocitos se encuentran moléculas llamadas
integrinas β_2 que son mediadores de la adhesión
de los neutrófilos activados. Estas moléculas inte-
ractúan con las moléculas de adhesión intracelular
(ICAM) sobre la superficie de las células endoteliales para producir esta adhesión irreversible.

La adhesión de los neutrófilos que se observa
en diferentes procesos patológicos, es el primer
eslabón de la cascada de eventos que llevan a la

injuria posterior.[12] La adhesión de los neutrófilos al endotelio vascular es parte de la fisiopatología:

1. de la injuria de isquemia-reperfusión en el músculo esquelético,
2. de la injuria por isquemia-reperfusión en el cerebro,
3. en el pulmón después de la injuria de isquemia-reperfusión intestinal,
4. en el cerebro después de la intoxicación por monóxido de carbono,
5. en el cerebro después de la enfermedad por descompresión,
6. en el pulmón después de la inhalación de humo.

El oxígeno hiperbárico inhibe la adhesión de los neutrófilos a los vasos sanguíneos y de esta manera disminuye las lesiones posteriores.

Atenuación de la injuria de isquemia-reperfusión

La injuria de isquemia-reperfusión (I-R) consiste en la interrupción de la circulación con posterior restauración del flujo sanguíneo. Durante la fase de isquemia se degrada el ATP hasta la hipoxantina y la xantina con la participación de la xantina

---

12. Thom SR. Effects of hyperoxia on neutrophil adhesion. *Undersea Hyperb Med* 2004; 31(1):123-31

oxidasa del endotelio y la producción de las especies reactivas de oxígeno. Este proceso aumenta durante la fase de reperfusión, cuando llega el oxígeno molecular a la zona. La NADPH oxidasa de la membrana de los neutrófilos y la mieloperoxidasa de los gránulos azurófilos, aportan a la formación de hipocloritos, peróxido de hidrógeno y radical hidroxilo. Los neutrófilos se adhieren a la pared de las vénulas postcapilares, provocando la vasoconstricción de las arteríolas adyacentes a las vénulas afectadas. Estos dos procesos llevan a la éstasis microcirculatoria y a la trombosis como el punto final de la lesión por I-R.

La adhesión de los neutrófilos a la pared vascular se considera como un mecanismo central en la injuria por I-R. Como el oxígeno hiperbárico inhibe este proceso, se atenúa la injuria por I-R.[13]

El estrés oxidativo y OHB

Desde hace mucho se discute si la OHB aumenta el estrés oxidativo. El estrés oxidativo es un desequilibrio entre la producción de las sustancias

---

13. Xenos ES, Stevens SL, Freeman MB, et al.. Nitric oxide mediates the effect of fluvastatin on intercellular adhesion molecule-1 and platelet endothelial cell adhesion molecule-1 expression on human endothelial cells. *Ann Vasc Surg*. 2005; 19(3):386-92.

prooxidantes y antioxidantes. No es un sinónimo de lesión. A menudo el estrés oxidativo se confunde con la mayor producción de las especies reactivas de oxígeno (EROs) en los neutrófilos activados llamado "estallido oxidativo"(EO).

Los neutrófilos interpretan el papel decisivo en las reacciones inmunes no específicas en las primeras etapas de la defensa contra las bacterias y hongos. Además de producir adherencia, quimiotaxis y migrar, los PMN generan especies reactivas de oxígeno (EROs) para matar los microorganismos durante la fagocitosis. La función de los neutrófilos en la destrucción de los microorganismos aumenta con las presiones parciales altas de oxígeno. La estimulación de los PMN desencadena un incremento brusco en su consumo de oxígeno. Este fenómeno se llama "estallido respiratorio" o "estallido oxidativo". Durante el EO se producen radical superóxido, peróxido de hidrógeno, oxígeno singlete y otras sustancias de alta reactividad. Son procesos fisiológicos y de defensa. La importancia clínica de estos procesos se manifiesta en los pacientes con la enfermedad granulomatosa crónica. Es una inmunodeficiencia genética por no poseer la NADPH oxidasa y no producir suficiente radicales libres para la fagocitosis. Estos pacientes son altamente sensibles a las infecciones.

Los protocolos terapéuticos de OHB no afectan la producción del radical superóxido y la eficacia de la fagocitosis medida por citometría de flujo, en estudios experimentales.[14] El estudio clínico de Kalns y colegas[15] sobre los neutrófilos de voluntarios sanos respirando oxígeno hiperbárico, demostró que el EO mediado por el complejo de ataque a las membranas (MAC-1) inducido por el zimozan opsonizado, fue atenuado por la OHB. No obstante, Jüttner B y colegas[16], no han observado alteraciones estadísticamente significativas en el porcentaje de PMN que producen radical superóxido inducido por el factor de necrosis tumoral alfa (TNFa) y fMLP[17] después de una única sesión de OHB (2,5 ATA 90 min.) o durante cinco días consecutivos con el mismo protocolo. El EO mediado por el

14. Gadd MA, McClellan DS, Neuman TS, Hansbrough JF. Effect of hyperbaric oxygen on murine neutrophil and T-lymphocyte functions. *Crit Care Med* 1990; 18: 974-9.

15. Kalns J, Lane J, Delgado A, et al. Hyperbaric oxygen exposure temporarily reduces Mac-1 mediated functions of human neutrophils. *ImmunolLett* 2002; 83(2):125-31.

16. Jüttner B, Scheinichen D, Bartsch S, et al. Lack of toxic effects in neutrophils following hyperbaric oxygen. *Undersea Hyperb Med* 2003; 30(4):305-11.

17. Formil-metionil-leucil-fenilalanina, péptido bacteriano quimiotáctico, un activador estándar de los neutrófilos, entre otras funciones, aumenta la producción de EROs.

complejo MAC-1 y la actividad fagocítica inducida por la *E. coli* inmediatamente después de la sesión de OHB, tampoco fueron afectados. Estos datos significan que las dos importantes funciones de los neutrófilos, que determinan la inmunidad innata no están afectadas por el OHB ni en una única, ni en exposiciones repetidas.

El aumento de la producción de EROs no está acompañado por un desequilibrio entre las sustancias prooxidantes y antioxidantes. Existen numerosas observaciones clínicas que constatan que la OHB produce un paulatino aumento de las enzimas antioxidantes. Además, con el nuevo concepto del rol de las EROs como transductores de señales, su presencia en el organismo y un leve o moderado aumento después de la OHB, deben interpretarse de una manera dialéctica en el contexto de la evaluación del estado del paciente y su evolución con la terapia aplicando oxígeno hiperbárico.

La OHB aumenta la sensibilidad a la radio y a la quimioterapia de las células cancerígenas

Este efecto fue entre los primeros que estimuló el desarrollo de la medicina hiperbárica, pero fue abandonado por una serie de dificultades técnicas. Una vez superados y modificados algunos conceptos y métodos, volvieron al uso de la OHB en estas aplicaciones.[18,19]

Moviliza las células madre de la médula ósea
Los investigadores de la Universidad de Pensilvania han encontrado que la OHB moviliza las células madre de la médula ósea. La subpoblación de las células con el marcador CD34, que corresponde a las células progenitoras hematopoyéticas, se duplica en sangre periférica humana después de una sesión de OHB a 2,0 ATA de 2 horas de duración. Después de 20 sesiones la cantidad de células CD34 aumentó ocho veces, aunque el recuento de leucocitos en la sangre periférica no se modificó. S. R. Thom comenta que el incremento de las células madre en la sangre periférica, inducido por la OHB, es mucho más seguro que los métodos farmacológicos y tiene relevancia clínica.[20] En los últi-

18. Kalns J, Krock L, Piepmeier E Jr. The effect of hyperbaric oxygen on growth and chemosensitivity of metastatic prostate cancer. *Anticancer Res.* 1998; 18(1A):363-7.
19. Vakhabov OU, Kasymov SZ, Khafisov HA, Kurbanov ZH. [La quimioterapia de los pacientes con cáncer de la vejiga con la OHB coadyuvante](ruso.) — [Гипербарическая физиология и медицина], 2001;2:22-4.
20. Thom SR, Bhopale VM, Velásquez OC, et al. Stem cell mobilization by hyperbaric oxygen. *Am J Physiol Heart CircPhysiol* 2005; nov 18

mos estudios fue demostrado que la OHB aplicada simultáneamente con la inyección de las células progenitoras incrementa este fenómeno, también en los animales experimentales de mayor edad.[21]

Conclusión

La oxigenoterapia hiperbárica con protocolos terapéuticos, demuestra diferentes efectos específicos que no posee el oxígeno normobárico. La acción del oxígeno hiperbárico es mucho más que el suministro del sustrato de respiración para una célula hambrienta por isquemia. Gracias al tratamiento OHB se pueden salvar vidas, conservar los miembros que estaban a punto de amputación y mejorar la calidad de vida en muchas enfermedades.

---

21. Thom SR. Age-related changes in bone marrow stem cell movilization and peripheral recruitment are improved by mesenghymal stem cells or hyperabaric oxygen. *UHM*, 2013, vol 40, N 6, p.542

PARTE II
Oxigeno hiperbárico
en patología intestinal

El oxígeno hiperbárico es un arma muy potente en varias enfermedades del intestino. Mientras el corazón extrae 11.04 vol% de oxígeno de la sangre, el cerebro 6.3 vol%, el riñón 1.3 vol% y la piel 1.0 vol%, el intestino requiere 4.1 vol% de oxígeno,[22]- y es altamente sensible a la hipoxia. Esta última ma juega un papel muy importante en la patología intestinal, tal como enfermedades inflamatorias crónicas, lesiones tardías por radiación, megacolon congénito y adquirido, apendicitis gangrenosa, abscesos intraabdominales, peritonitis, sepsis de punto de partida intestinal, íleo mecánico o metabólico (paresia y parálisis abdominal), obstrucción intestinal de diferente origen (traumatismo raquimedular, neoplasias malignas y sus complicaciones, traumatismo con perforación intestinal, etc.).

El rol importante del oxígeno en tratamiento de estas condiciones y enfermedades se explica por la fisiopatología de las mismas.

---

22. Shapiro BA, Harrison RA, Walton JR. Clinical Application of Blood Gases, 2nd edition, May 1977, p. 13

Las enfermedades inflamatorias intestinales

Las enfermedades inflamatorias intestinales (EII) representan un grupo de afecciones intestinales inflamatorias crónicas idiopáticas. Las dos categorías nosológicas que cubre el término son la enfermedad de Crohn (EC) y la colitis ulcerosa (CU); ambas presentan rasgos clínico-patológicos que se superponen y otros que difieren claramente. La CU generalmente afecta al colon, mientras que la EC puede extenderse a todo el tracto gastrointestinal, aunque es más común en el intestino grueso. En la enfermedad de Crohn a diferencia de la colitis ulcerosa el proceso patológico abarca todas las capas de la pared intestinal hasta la serosa, lo que determina la mayor frecuencia de complicaciones tales como fístulas, abscesos y estrecheces.

La patogenia de la EII no se comprende completamente. Hay factores genéticos y ambientales, como el aumento de la permeabilidad intestinal y la modificación de las bacterias luminales, que afectan la **inmunidad intestinal**, lo que lleva a la activación de diferentes componentes del sistema inmune: linfocitos T y B, macrófagos, otras células inmunocompetentes, las cuales secretan anticuerpos, citoquinas, especies reactivas de oxígeno y de nitrógeno, que mediarían en la inflamación y la lesión intestinal.

La inflamación crónica lleva al edema tisular, y afecta la extracción de oxígeno en los tejidos, lo que inicia el círculo vicioso entre la hipoxia e inflamación. La hipoxia promueve la transcripción del factor inducido por hipoxia (HIF), el cual inicia la cascada inflamatoria. El HIF es esencial para la respuesta inflamatoria mediada por células mieloides (las ratas sin HIF demuestran una inhibición de la respuesta inflamatoria).[23]Los modelos animales de EII demostraron que el desarrollo de la hipoxia aumenta el estrés oxidativo e inhibe la función mitocondrial[24], al mismo tiempo que aumenta la inflamación.

Las biopsias intestinales de los pacientes con EII confirmaron mayores niveles de HIF en la mucosa.[25] La hipoxia y los mayores niveles de HIF pueden activar el factor nuclear κB (NFκB), que

---

23. Cramer T, Johnson RS: A novel role for the hypoxia inducible transcription factor HIF-1 alpha: critical regulation of inflammatory cell function. *Cell Cycle* 2003, 2(3):192-193.

24. Magalhaes J, Ascensao A, Soares JM, et al. Acute and severe hypobaric hypoxia increases oxidative stress and impairs mitochondrial function in mouse skeletal muscle. *J Appl Physiol* 2005, 99(4):1247-1253.

25. Giatromanolaki A, Sivridis E, Maltezos E, et al: Hypoxia inducible factor 1 alpha and 2 alpha overexpression in inflammatory bowel disease. *J Clin Pathol* 2003, 56(3):209-213.

posteriormente estimula la producción del factor de necrosis tumoral alfa (TNF-α)[26].

Parece que la TNF-α puede jugar un papel central o de importancia en el proceso inflamatorio en al menos dos tercios de los pacientes con enfermedad de Crohn. En algunos pacientes los niveles de óxido nítrico en el intestino se observan elevados, lo que puede aportar al desarrollo de las ulceraciones.[27]

Estudios en animales han demostrado que las citoquinas producidas por las células de la subclase T "helpers" 1 (ayudantes), están presentes en las mucosas de las personas afectadas de enfermedad de Crohn. La anti-TNF-α probablemente participa en la regulación inmune, disminuyendo la inflamación de las mucosas en esta enfermedad, por inhibir a la población activa de las células T, específicamente a los linfocitos T "helpers" 1.[28]

---

26. Chen LW, Egan L, Li ZW, Greten FR, et al. The two faces of IKK and NF-kappa-B inhibition: prevention of systemic inflammation but increased local injury following intestinal ischemia-reperfusion. *Nat Med* 2003, 9(5):575-581.

27. Rachmilewitz D, Stamler JS, Bachwich D, et al: Enhanced colonic nitric oxide generation and nitric oxide synthase activity in ulcerative colitis and Crohn's disease. *Gut* 1995, 36(5):718-723.

28. http://www.accu.es/accuextr/boletin/bol03/ca203.htm

Concluyendo, la fisiopatología de EII. Se supone que en las enfermedades inflamatorias del intestino, las bacterias anaerobias y los componentes de su pared celular están involucrados en la persistencia de las manifestaciones inflamatorias. La afectación de la inmunidad intestinal, las manifestaciones inflamatorias, el aumento de la permeabilidad intestinal, hipoxia, el edema intestinal, la acumulación de neutrófilos, los niveles elevados del óxido nítrico y las citoquinas proinflamatorias llevan a las ulceraciones. La participación de factor de necrosis tumoral alfa, conocido como una citoquina altamente proinflamatoria, y la activación de los linfocitos T, cierran el círculo vicioso iniciado por hipoxia e inflamación, produciendo heridas crónicas.

Las complicaciones de las EII. Como complicación de las EII puede observarse toda la lista de enfermedades y condiciones que hemos mencionado anteriormente.

Estenosis y obstrucción por inflamación y edema agudo o por fibrosis crónica. En la EC las estenosis a menudo son inflamatorias, y pueden resolverse con tratamiento médico. Las estrecheces cicatrizales a veces requieren intervención endoscópica o quirúrgica. En la CU debe presumirse que las estenosis colónicas sean malignas hasta que se pruebe lo contrario.[29]

Fístulas y patología perianal: es el signo distintivo de EC. Los casos que no responden a tratamiento médico requieren cirugía. Las fístulas de las vías urinarias o de la vagina pueden provocar neumaturia o fecaluria o expulsión de aire por la vagina. Esta condición puede producir infección de las vías urinarias o inflamación ginecológica.

Megacolon tóxico es una dilatación del colon que amenaza la vida y que si no responde dentro de las 24 horas al tratamiento médico agresivo, habrá que recurrir a la intervención quirúrgica urgente.

Neoplasia maligna. Después de 8 años de evolución de la CU se ve un aumento del riesgo de cáncer de colon; menos común en la EC. El adenocarcinoma de intestino delgado es raro, sin embargo en la EC se observa un aumento de su riesgo.

Complicaciones extraintestinales. Afectan hasta un 25% de los pacientes con EII, de ellos un 15-20% presentan artralgias, el resto tienen patología inflamatoria franca en otros órganos y sistemas. Para muchos pacientes la actividad de las artralgias va en paralelo con la actividad de la enfermedad intestinal.

---

29. © Organización Mundial de Gastroenterología, 2009. Guía Mundial de la OMGE para el manejo de EII

Tratamiento. La enfermedad de Crohn y la colitis ulcerosa son patologías crónicas. El objetivo del tratamiento es lograr la remisión clínica y la prevención de las agudizaciones. Para este propósito el tratamiento estándar se realiza con corticoides, inmunomoduladores, antibióticos, agentes antiinflamatorios y dieta.

En los últimos años se estandarizó el uso de inhibidores del factor de necrosis tumoral TNFα: anticuerpos monoclonales humanizados[30] anti-TNFα – adalimumab y anticuerpos "quiméricos" — infliximab— en la enfermedad de Crohn en el estado de agudización severa con fistulizaciones. Por ejemplo, el infliximab se indica al paciente hasta 12 meses seguidos o hasta el momento de necesitar la cirugía por no responder al mismo, si esto ocurre en el período menor de 12 meses. El tratamiento puede continuar sólo en caso de evidencia de persistencia de la fase activa.[31]

---

30. Un anticuerpo humanizado incorpora un 10% de parte animal y un 90% de parte humana. La parte animal es indispensable para que el anticuerpo reconozca la sustancia extraña (antígeno) y la parte humana es responsable de que el sistema inmune no rechace este anticuerpo. Un anticuerpo quimérico posee estas partes en relación 30%-70%.

31. NICE guidance on 'Crohn's disease'. Issue May 2010

Algunos estudios demostraron mejoría clínica en los pacientes con la enfermedad de Crohn[32,33,34] o colitis ulcerosa[35] al aplicar las células progenitoras (CP).

El tratamiento de EII debería incluir la oxigenoterapia hiperbárica

La OHB directamente abomina los efectos de la hipoxia, lo que en su turno disminuye el estrés oxidativo y restaura la afectada función mitocon-

32. Garcia-Olmo D, Garcia-Arranz M, Garcia LG, et al.: Autologous stem cell transplantation for treatment of recto-vaginal fistula in perianal Crohn's disease: a new cell-based therapy. *Int J Colorectal Dis* 2003, 18(5):451-454.

33. Burt RK, Traynor A, Oyama Y, Craig R: High-dose immune suppression and autologous hematopoietic stem cell transplantation in refractory Crohn disease. *Blood* 2003, 101(5):2064-2066.

34. Garcia-Olmo D, Garcia-Arranz M, Herreros D: Expanded adipose-derived stem cells for the treatment of complex perianal fistula including Crohn's disease. *Expert Opin Biol Ther* 2008, 8(9):1417-1423.

35. Ditschkowski M, Einsele H, Schwerdtfeger R, et al. Improvement of inflammatory bowel disease after allogeneic stem-cell transplantation.*Transplantation* 2003, 75(10):1745-1747.

drial[36]; al mismo tiempo que merma esencialmente la inflamación, y sus manifestaciones tales como edema intestinal, acumulación de neutrófilos, elevados niveles de óxido nítrico y citoquinas proinflamatorias; curando las ulceraciones. La OHB aumenta la salida de células progenitoras del estuche óseo y determina su mayor presencia en el torrente sanguíneo y los tejidos.[37] Importante: la aplicación simultánea de CP y OHB resultó ser más eficaz que solo CP[38]. Esto significa que la OHB puede ayudar a reducir la inflamación en pacientes con EII también por mayor movilización de las CP. Fue demostrado que en otras patologías las células progenitoras pueden migrar a las zonas inflamadas y lesionadas.[39]

36. Magalhaes J, Ascensao A, Soares JM, et al.: Acute and severe hypobaric hypoxia increases oxidative stress and impairs mitochondrial function in mouse skeletal muscle. *J Appl Physiol* 2005, 99(4):1247-1253.
37. Thom SR, Bhopale VM, Velásquez OC, et al. Stem cell mobilization by hyperbaric oxygen. Am J Physiol Heart Circ Physiol 290: H1378-H1386, 2006
38. Pan HC, Chin CS, Yang DY, et al.: Human amniotic fluid mesenchymal stem cells in combination with hyperbaric oxygen augment peripheral nerve regeneration. Neurochem Res 2009, 34(7):1304-1316.
39. Meier C, Middelanis J, Wasielewski B, et al.: Spastic paresis after perinatal brain damage in rats is reduced by human

La OHB demostró un potente efecto antiinflamatorio en estudios clínicos de EII[40,41,42,43] y experimentales[44]. Luongo y colaboradores demostraron que la OHB reduce la exagerada respuesta inflamatoria sistémica disminuyendo la liberación de factor de necrosis tumoral α [TNFα], un potente estímulo para la activación de la cascada de la coagulación y la lesión del endotelio.[45]

---

cord blood mononuclear cells. Pediatr Res 2006, 59(2):244-249

40. Nelson EW Jr, Bright DE, Villar LF: Closure of refractory perineal Crohn's lesion. Integration of hyperbaric oxygen into case management. Dig Dis Sci 1990, 35(12):1561-1565.

41. Lavy A, Weisz G, Adir Y, et al.: Hyperbaric oxygen for perianal Crohn's disease. J Clin Gastroenterol 1994, 19(3):202-205

42. Takeshima F, Makiyama K, Doi T: Hyperbaric oxygen as adjunct therapy for Crohn's intractable enteric ulcer. Am J Gastroenterol 1999, 94(11):3374-3375.

43. Buchman AL, Fife C, Torres C, et al: Hyperbaric oxygen therapy for severe ulcerative colitis. J Clin Gastroenterol 2001, 33(4):337-339.

44. Akin ML, Gulluoglu BM, Uluutku H, et al.: Hyperbaric oxygen improves healing in experimental rat colitis. Undersea Hyperb Med 2002, 29(4):279-285.

45. Luongo C, Imperatore F, Cuzzocrea S, et al: Effects of hyperbaric oxygen exposure on a zymosan-induced shock model. Crit Care Med 26: 1972-1976, 1998.

Biopsias de la mucosa del colon en colitis ulcerosa.
Cortesía Dra. Poliakova LV.

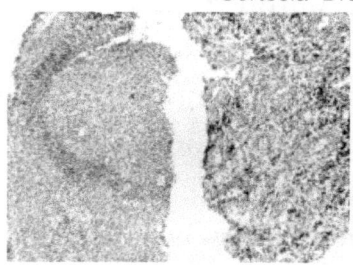

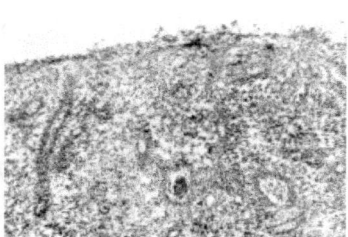

Fig. 1A. Antes de OHB. Masas necróticas. Tinción HE x100.

Fig. 1B. Después de 3 series de OHB. Sin masas necróticas. Tinción HE x100.

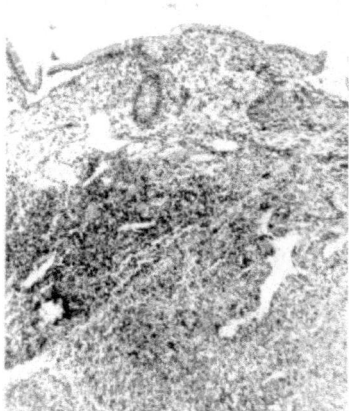

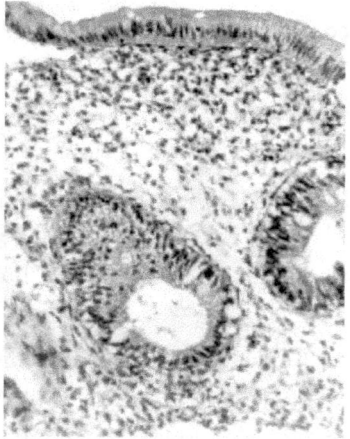

Fig. 2A. Inicio de epitelización. Tinción HE x100.

Fig. 2B. Lo mismo que 2A. Tinción HE x250.

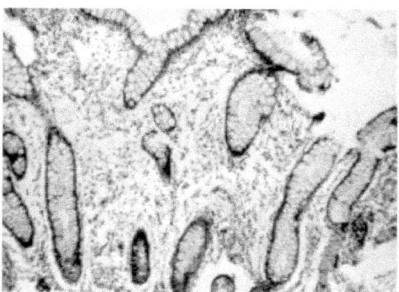

Fig. 2C. Seis series de OHB. Colitis subatrófica crónica, estadio de remisión. Tinción HE x100.

Paciente con fístulas perianales por enfemedad de Crohn

Fotos: Dra. Nina Subbotina

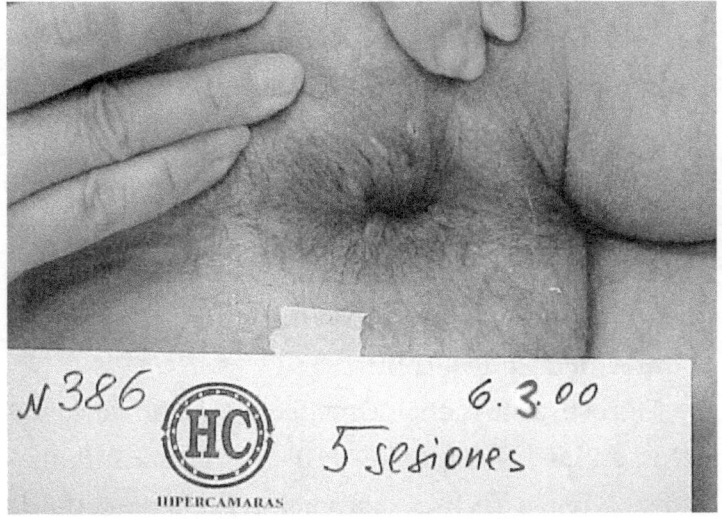

Fig. 3A. Después de cinco sesiones de OHB.

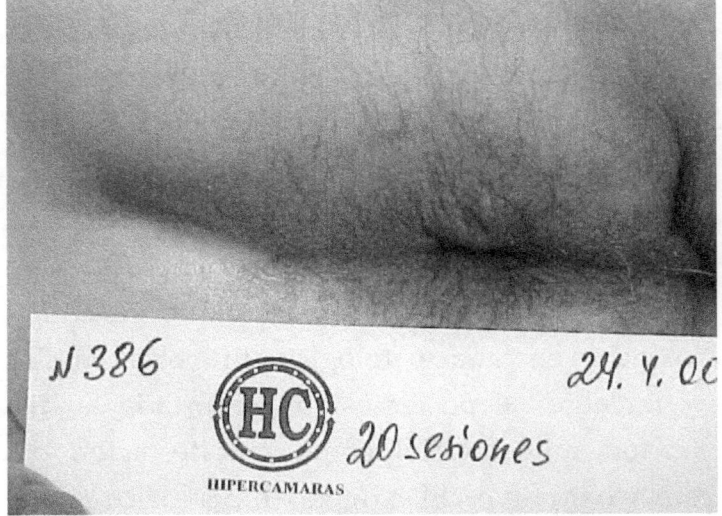

Fig. 3B. Después de completar 20 sesiones de OHB.

Discusión

Las enfermedades intestinales crónicas: EC y CU, no tienen muchas opciones de tratamiento. Se intenta **lograr la remisión clínica**. En diferentes estudios fue registrada la mejoría clínica en la mayoría de los pacientes tratados, cuales antes de la aplicación de OHB presentaban un cuadro clínico refractario al tratamiento estándar. Existen varias observaciones respecto de la utilidad de la OHB en la enfermedad de Crohn.

Merece una mención especial el rol de la hipoxia en las EII: hipoxia - HIF- respuesta inflamatoria - NFκB - TNF-α - activación de la cascada de coagulación - lesión del endotelio.

¿Qué hace la OHB? Primero, inhibe la expresión del HIF y los genes que son su blanco; despu>es alivia el estado hipóxico, reduce el edema tisular, mejora el flujo sanguíneo y así disminuye aún más la hipoxia.

Se habla mucho sobre el efecto prooxidante de OHB, pero en la práctica y como demuestran los últimos estudios, la OHB presenta un efecto antioxidante en varias patologías, entre otras en EII.

En algunos pacientes fue reportada la disfunción mitocondrial como manifestación del estrés oxidativo. El oxígeno hiperbárico posee un efecto de reducción de los marcadores de estrés oxidativo. Pese a mayor producción de las EROs, la OHB al mismo tiempo induce las enzimas antioxidantes, tales como superoxido dismutasa y glutatión-peroxidasa[46], catalasa[47] y hemo-oxigenasa-1[48].

Este aumento de enzimas antioxidantes se llama "condicionamiento" que protege contra los probables daños inducidos por EROs[49]. También es factible la mejoría en la función mitocondrial, aunque todavía sin documentación suficiente.

Es muy probable, que la inclusión de la OHB en las etapas más tempranas de las EII pueda ser aún más eficaz.

46. Gulec B, Yasar M, Yildiz S, et al. Effect of hyperbaric oxygen on experimental acute distal colitis. *Physiol Res* 2004, 53(5):493-499.

47. Nie H, Xiong L, Lao N, et al. Hyperbaric oxygen preconditioning induces tolerance against spinal cord ischemia by upregulation of antioxidant enzymes in rabbits. *J Cereb Blood Flow Metab* 2006, 26(5):666-674.

48. Rothfuss A, Radermacher P, Speit G: Involvement of heme oxygenase-1 (HO-1) in the adaptive protection of human lymphocytes after hyperbaric oxygen (HBO) treatment. *Carcinogenesis* 2001, 22 (12):1979-1985.

49. Rothfuss A, Speit G: Investigations on the mechanism of hyperbaric oxygen (HBO)-induced adaptive protection against oxidative stress. *Mutat Res* 2002, 508(1-2):157-165.

Como otro dato de importancia, hay que destacar que se observó mejoría de la función gastrointestinal en niños con autismo tratados con OHB.[50]
En la persistencia de las manifestaciones inflamatorias (entre otras las extraintestinales), se reconoce el rol de las bacterias anaerobias y los componentes de su pared celular.

La OHB actúa como antibiótico: afecta directamente los microorganismos anaerobios, aumenta
la tensión parcial de oxígeno en los tejidos inflama-
dos o mal perfundidos, promueve las cantidades
de oxígeno necesarias para la fagocitosis completa
de los microorganismos y potencia acción de algunos agentes antimicrobianos. No se descarta que
la inflamación en EII pueda ser secundaria a la infección. Algunos estudios reportan los hallazgos
de *Mycobacterium avium subspecies de paratu-
berculosis*, que pueden participar en el desarrollo
de EII[51]. La OHB puede afectar las especies de mi-

---

50. Rossignol DA: The use of hyperbaric oxygen therapy in
autism. In: Hyperbaric Oxygen for Neurological Disorders.
Edited by: Zhang JH. Flagstaff: Best Publishing Company;
2008:209-258.
51. Hermon-Taylor J, Bull TJ, Sheridan JM, et al. Causation of
Crohn's disease by Mycobacterium avium subspecies para-
tuberculosis. *Can J Gastroenterol* 2000, 14(6):521-539.

cobacterias, pero se necesitan más estudios sobre este efecto.

Además, la OHB facilita la reparación tisular, restaurando la síntesis de colágeno por los fibroblastos. Según las mediciones transcutáneas, la tensión de oxígeno en las lesiones perianales es de sólo 18 mm Hg comparando con el 66 mm Hg en la pared torácica. En condiciones hiperbáricas este índice sube hasta 636 mm Hg (respirando 100% O_2 a 2,4 ATA), produciéndose la curación de las lesiones. Merece mencionar que la vasta experiencia en el tratamiento de EII de los médicos rusos justifica presiones de O_2 más bajas −entre 1.7 hasta 1.3 ATA.

Las enfermedades inflamatorias del intestino probablemente son resultado de una respuesta inapropiadamente prolongada e intensa a un desconocido estimulo o agente. El reclutamiento de las células inflamatorias incluye varios componentes, entre los cuales está adhesión aumentada de los leucocitos a las células endoteliales de los microvasos de mucosa y la fuga de los leucocitos dentro de la mucosa por diapédesis. El proceso de adhesión empieza por la interacción entre factores de transcripción, neutrófilos y células endoteliales. Como ya hemos mencionado, la OHB inhibe la adhesión de neutrófilos a la pared vascular (ver pág. 31).

La OHB en el tratamiento de EII y medicina basada en la evidencia

Aunque las enfermedades inflamatorias intestinales (EII) no forman parte de la lista de indicaciones aceptadas por UHMS para la OHB, hay muchas publicaciones sobre la aplicación de esta terapéutica en enfermedad de Crohn y colitis ulcerosa.

Dr. Daniel A. Rossignol revisando 8 bases de datos hasta 2011[52] encontró 13 publicaciones serias sobre OHB en enfermedad de Crohn y 6 en colitis ulcerosa. En todos los casos fueron tratados pacientes con la enfermedad refractaria al tratamiento estándar con corticoides, inmunomoduladores y agentes antiinflamatorios. La inclusión de OHB en el esquema terapéutico resultó en una mejoría clínica manifiesta en 31/40 pacientes (78%) con la enfermedad de Crohn y en 39/39 (100%) de pacientes con colitis ulcerosa. Los efectos adversos fueron mínimos.

Es importante destacar que la mejoría clínica fue acompañada por la reducción de las citoquinas proinflamatorias (IL-1, IL-6 y TNF-α)[53].

---

52. Rossignol DA. Hyperbaric oxygen treatment for inflammatory bowel disease: a systematic review and analysis. *Medical Gas Research* 2012, 2:6
53. Weisz G, Lavy A, Adir Y, et al.: Modification of in vivo and in vitro TNF-alpha, IL-1, and IL-6 secretion by circu-

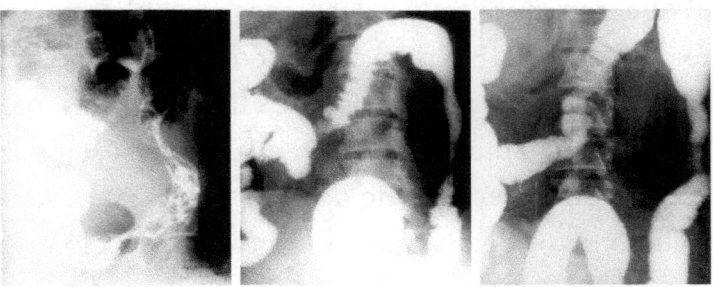

Fig. 4. Radiografías en enfermedad de Crohn. Paciente de sexo femenino de 47 años. A- antes de tratamiento (estadio de úlcerras y de empedrado); B- después de tres series de OHB (estadio de estrecheses, desapareción de las úlceras); C- después de seis series de OHB (reducción de las estrecheses por disminución del edema y de la inflamación). *Cortesía Dra. Poliakova LV.*

Los estudios experimentales permitieron documentar la disminución del edema del intestino y una mejoría histopatológica, además de la disminución de los marcadores del desbalance inmune y de la inflamación: TNF-α (3 estudios), IL-1β (2 estudios) y de la actividad de mieloperoxidasa (5 estudios). La OHB al mismo tiempo redujo las manifestaciones del estrés oxidativo según la medición del dialdehido malónico. Se redujo la sintetasa del óxido nítrico y el nivel de NO.[54]

lating monocytes during hyperbaric oxygen treatment in patients with perianal Crohn's disease. *J Clin Immunol* 1997, 17(2):154-159.

54. Nandi J, Saud B, Zinkievich JM, et al: TNF-alpha modulates iNOS expression in an experimental rat model of

Fueron publicados dos casos de aplicaciones exitosas de OHB, en pacientes con la enfermedad de Crohn, en la revista de la UHMS.[55] Ambos pacientes eran sintomáticos pese a la terapia estándar prolongada. Después de agregar la OHB al tratamiento convencional, se observó la resolución de las manifestaciones inflamatorias en ambos casos, con mejoría clínica y reducción de la terapia farmacológica. En ambos pacientes se observó una mejoría manifiesta en la calidad de vida.

En los últimos resúmenes de las bases de datos MEDLINE, EMBASE, Cochrane Collaboration y Web of Knowledge, fueron encontrados diecisiete estudios, que incluían 613 pacientes (286 EC y 327 CU). Según los autores, la OHB es un método terapéutico relativamente seguro y potencialmente eficaz en el tratamiento de enfermedades inflamatorias intestinales.[56]

---

indomethacin-induced jejunoileitis. *Mol Cell Biochem* 2010, 336(1-2):17-24.

55. Michael S. Green D.O., Manish Purohi, M.D., et al. Efficacy of hyperbaric oxygen in patients with Crohn's disease: Two case reports. *UHM Journal*: 2013, Vol. 40, No. 2 p.201-4.

56. Dulai PS, Gleeson MW, Taylor D, et al. Systematic review: the safety and efficacy of hyperbaric oxygen therapy for inflammatory bowel disease. *Aliment Pharmacol Ther*. 2014 Jun;39(11):1266-75.

Protocolos de tratamiento de EII

En la revisión de D.A. Rossignol, el protocolo de la OHB en la enfermedad de Crohn fue de 20 a 67 sesiones (40-50 en la mayoría de los casos) a 2.0 - 2.8 ATA (comúnmente 2.4-2.5) de 90-120 min de duración; en la colitis ulcerosa fue de 10 a 35 sesiones a 2.0 ATA de 60-75 min a 2 horas de duración.

La extensa experiencia del tratamiento de EII con OHB incluida en el esquema terapéutico que se practica ya durante 30 años en Rusia, permitió a los expertos rusos dar recomendaciones sobre los protocolos de OHB en las diferentes etapas de estas enfermedades.[57] Ellos recomiendan como primordial condición, la verificación del diagnóstico y atención a la presencia de comorbilidades como HTA, enfermedad coronaria, diabetes y alteraciones neurológicas. Destacan tres diferentes protocolos.

Primer protocolo: aplicación de la OHB
en el período agudo
Cuando pasa el período pico de agudización de EII y el estado del paciente se estabiliza, ellos recomiendan realizar sesiones de OHB diariamente

57. Grigorieva GA, Polyakova LV, Meshalkina NYu et al. [OHB en el esquema terapéutico de colitis ulcerosa y enfermedad de Crohn] rus. Manual para médicos. M.: 4TE APT, 2010, 32c, ил.ISBN 978-5-903274-43-7.

a 1.7 ATA con 30 min de isopresión. En pacientes más graves se aconseja aplicar 1.4 o 1.3 ATA. No se espera la mejoría rápida, de lo cual es menester informar al paciente. No está recomendada la OHB si la frecuencia de deposiciones supera 5-6 por día, y el paciente se siente debilitado y exhausto. Los cursos posteriores se repiten cada 6-8 meses.

Segundo protocolo
Se utiliza cuando inicia una remisión. El estado del paciente ha mejorado, pero los datos de endoscopia, morfología y radiología demuestran la persistencia del proceso. Se recomiendan 10-12 sesiones de OHB a 1.7 ATA de 30-40 min de isopresión. En estos pacientes generalmente se observa una mejoría manifiesta en 2-3 semanas después de terminar la serie de OHB. Es recomendable repetir el tratamiento pasados los 6-8 meses.

Tercer protocolo
Es de prevención de agudizaciones: se realizan 10 sesiones de OHB una vez por año.

Según los datos rusos, el efecto terapéutico de la OHB depende de la gravedad inicial del caso y de la superficie afectada del intestino. Una remisión estable se espera dentro de 1 a 3 años después de la realización de la primera serie de OHB. En caso de necesitar una intervención quirúrgica, se realizan como mínimo 5 sesiones preoperatorias y 5 postquirúrgicas.

Estadío	ATA	Duración hidropresión (min)	# de sesiones	Internación	Periodicidad
Agudización	1.3-1.7	30	10	Si	1 serie en 6-8 meses
Mejoría clínica	1.7	30-40	10-12	Si/No	1 serie en 6-8 meses
Remisión (en 3 años)	1.7 1.3-1.5	30	10	No	1 serie en 12-16 meses

Tabla 2. Protocolos de tratamiento de EII con OHB.

Esto permite mejorar las condiciones del paciente antes de la cirugía, y reducir las complicaciones, el período de permanencia en unidades de cuidados intensivos y el período total de internación.[58]

---

58. Idém.

La OHB mejora los síntomas clínicos en pacientes con EII. La OHB baja las citoquinas
proinflamatorias y reduce los marcadores de inflamación y de estrés oxidativo, recuperando el
intestino afectado.

Proctitis/enteritis por radiación

La radioterapia se usa en muchos tipos de cáncer
para reducir el tamaño de un tumor que se va a
eliminar por cirugía, o se administra después de
la cirugía para prevenir la recurrencia del cáncer.
Meses o años después de la radiación pueden pre-
sentarse complicaciones tardías en las áreas irra-
diadas. La radiación incapacita a las células para
dividirse por lo que quedan pocas células. Esta
condición se llama hipocelularidad. En el rango
de sensibilidad a la radiación de las células no tu-
morales el primer lugar lo ocupan los fibroblastos, las células que producen colágeno: la proteína
básica del soporte estructural. El segundo puesto
lo tienen las células endoteliales, la capa interior
de los vasos sanguíneos. Con la disminución de
células endoteliales, progresivamente, se produce la hipovascularidad, quedando pocos vasos
sanguíneos (20-40% de la cantidad normal). La
circulación y el suministro de oxígeno se tornan

insuficientes, y aparece la hipoxia (poco oxígeno). Al conjunto de esos efectos se lo llama "tres **h**": hipocelularidad, hipovascularidad e hipoxia. El tejido en ese estado muere con relativa facilidad, terminando en radionecrosis.

La radionecrosis colorectal puede aparecer después de la radioterapia de cualquier órgano de la zona. Los síntomas tardíos pueden desarrollarse en meses o años después de la irradiación, siendo más común en tres años siguientes a la radioterapia. Aparecen estrecheces, fístulas, perforaciones, degeneración endotelial, necrosis, estenosis, ulceraciones de la pared del recto o colon y hemorragias masivas. Las manifestaciones clínicas son el resultado de la fibrosis y de la endarteritis obliterante, como en las lesiones por radiación de otras localizaciones. Los síntomas menores son dolores, hemorragias, tenesmos, diarrea, constipación, disfunción esfinteriana, que resultan refractarios pese a los tratamientos agresivos. Las complicaciones que ponen en riesgo la vida, necesitarán la cirugía, pero hay que tener en cuenta que en caso de requerir intervención quirúrgica el área operatoria es hipóxica y no apta para desarrollar el proceso de curación que es oxígeno dependiente.

El tratamiento debe ser combinado: médico, quirúrgico y OHB. Se utilizan nuevos aminosalicilatos orales (mezalacina) en pacientes de moderada a severa gravedad. Cerca de un 80% de los pacientes tratados tienen una respuesta clínica adecuada al uso de mezalacina con dosis de 2 a 4,8 g al día y enemas de esteroides. El tratamiento quirúrgico incluye electrofulguración BICAP, colostomía y proctosigmoidectomía. Se realizan transfusiones de sangre repetidas para corregir la anemia. **La cámara hiperbárica propone la recuperación por lo menos parcial de los tejidos y no su eliminación que debe hacerse con métodos quirúrgicos. Se busca mejorar la calidad de vida, eliminando dolor, minimizando hemorragias y normalizando la frecuencia de deposiciones.**

Proctitis o enteritis actínica y medicina basada en la evidencia

Hay 14 publicaciones sobre el tratamiento de la proctitis o enteritis actínica con la inclusión de la OHB. De 114 casos descritos en 9 publicaciones, 41 (36%) se curaron y 68 (60%) mejoraron.[59] En el trabajo de J.J.Feldmeier y colegas, están descritos los casos de resolución de fístulas en 6 de 8 pacientes, de los cuales solamente 3 necesitaron intervención quirúrgica. Solamente 7 de 27 pacientes que se cu-

59. Feldmeier J. Hyperbaric oxygen for delayed radiation injuries. *Undersea Hyper Med.* 2004; 31(1):135-45.

raron requirieron el desbridamiento quirúrgico o injertos y colgajos.

El estudio experimental de J.J.Feldmeier demostró la disminución de la estenosis y de la rigidez del intestino delgado cerca de la válvula íleocecal en los animales que recibieron oxigenoterapia hiperbárica después de irradiación, pero antes de que se manifieste una necrosis obvia. Se dio suficiente tiempo (7 meses) para el posible desarrollo de las lesiones por radiación antes de sacrificar a los animales.[60]

El protocolo de OHB en proctitis/enteritis actínica, elaborado en la Fundación de Estudios Baromédicos (*The Baromedical Research Foundation*) en Columbia, Carolina del Sur, Estados Unidos, consiste en 20 sesiones a 2,5 ATA de 90 min diarias y la reevaluación posterior de los pacientes. En casos que mejoran clínicamente -pero todavía no se curan- con este tratamiento, se recomiendan 10 sesiones adicionales del mismo protocolo.[61] Cuando el

---

60. Feldmeier JJ, Jelen I, Davolt DA, et al. Hyperbaric oxygen as a prophylaxis for radiation induced delayed enteropathy. *Radiother Oncol* 1995; 35:138-44.

61. Feldmeier JJ, Heimbach RD, Davolt DA, et al. Hyperbaric oxygen as an adjunctive treatment for delayed radiation injuries of the abdomen and pelvis. *Undersea Hyper Med* 1997;23(4):205-13

paciente ha recibido 30 sesiones y todavía no se re-
solvió su condición, se realiza una nueva evaluación
para decidir si el paciente continúa el tratamiento
durante otras 4-6 semanas. Si el paciente está a punto de curarse, pero la curación se detiene, hay que
considerar otras 10 sesiones de la OHB.

Si el paciente no responde al tratamiento, hay
que sospechar la presencia de un tumor, porque
la persistencia o recurrencia del tumor lo hacen refractario al tratamiento OHB. Otro factor que debe
considerarse es el tabaquismo. Los fumadores re-
calcitrantes son refractarios al tratamiento.

Los resultados de un estudio multicentrico
dirigido por la Fundación de Estudios Baromédicos ya mencionada, en el cual participaron centros de EE.UU., de México, de Turquía, de la Re-
pública Surafricana y de Australia, demostraron
que la aplicación de OHB en pacientes con proctitis crónica por radiación resultó en una mejoría
manifiesta de su estado de salud; se observó una
respuesta curativa y una mejoría notable en la
calidad de vida, según la escala de molestias intestinales. Fueron observados 226 pacientes, de
los cuales 150 fueron elegidos para este estudio,
y a 120 pacientes pudieron seguirlos durante los
cinco años posteriores. La mitad de ellos primero constituyó el grupo control, pero al terminar el

primer período de investigación, estos pacientes también recibieron la OHB y también mejoraron, igual como en el primer período los pacientes del grupo principal. El protocolo para la proctitis por radiación en este estudio consistía en 30 sesiones a 2 ATA de 90 min diarias, 5 sesiones por semana; y si no hubo mejoría o la misma fue moderada, se otorgaban 10 sesiones más.[62]

Este estudio obviamente demostró cuán importante es incluir la OHB en el tratamiento de proctitis actínica.

La *Colaboración Cochrane*, un organismo no gubernamental que evalúa la validez de los avances científicos y de las nuevas aplicaciones médicas, reconoce en su última revisión **el efecto favorable del oxígeno hiperbárico en pacientes con lesiones post radiación de cabeza, cuello, ano y recto.**[63]

---

62. Clarke RE, Tenorio LMC, Hussey JR, et al. Hyperbaric oxygen treatment of chronic refractory radiation proctitis: a randomized and controlled double-blind crossover trial with long-term follow-up. *Int. J. Radiation Oncology Biol. Phys.*, *2008*, Vol. 72, No. 1, pp. 134–143.

63. Bennett MH, Feldmeier J, Hampson N, et al. Hyperbaric oxygen therapy (HBOT) for the treatment of the late effects of radiotherapy. Published Online: 16 May 2012. Cochrane Summaries

La OHB en la patología quirúrgica abdominal

Existe una gran cantidad de condiciones quirúrgicas que aumentan la presión intra-abdominal (PIA). Pueden ser agudas (peritonitis, abscesos, obstrucción intestinal, etc.) y crónicas (tumores, ascitis, embarazo). En las condiciones agudas el aumento de la PIA prácticamente crea el síndrome compartimental[64], y las alteraciones fisiopatológicas son rápidas y no dan tiempo para que se desarrollen mecanismos compensatorios, llevando a menudo a desenlaces letales.

El síndrome compartimental es una condición en la cual el incremento de la presión ocurre en un espacio anatómico cerrado. Generalmente, el síndrome compartimental abdominal se debe a la distensión intestinal por una gran cantidad de gases tóxicos, que corta la circulación y aparece el edema por falta de perfusión sanguínea (isquemia). A veces ocurre también la obstrucción venosa mesentérica, que puede ser causada por el acto quirúrgico y porque la pared abdominal edematosa se cierra bajo tensión. Si el paciente necesita ventilación mecánica en el posoperatorio, aumentará aún más la PIA.

---

64. Este síndrome es mejor conocido cuando ocurre en los espacios fasciales de las extremidades, también se puede desarrollar en otras cavidades corporales.

La afectación del peristaltismo - íleo- o paresia también llevan a un aumento de la presión intraabdominal por la acumulación de los gases tóxicos, y a una gran distensión del intestino. Por el aumento de la PIA se afecta la circulación y hay amenaza de la viabilidad de los tejidos existentes dentro de dicho espacio.

Consideraciones clínicas

El síndrome del compartimiento abdominal se caracteriza por distensión abdominal masiva por acumulación de gases intestinales tóxicos. Normalmente, el volumen de gas en intestino humano es de aprox. 200 ml, que proviene de diferentes procesos fisiológicos, aerofagia, difusión de gases de la sangre; pero mayormente la producción de gas ocurre en las reacciones químicas intraluminales y en la fermentación bacteriana. Más del 90% de gases está compuesto por hidrógeno, oxígeno, dióxido de carbono, nitrógeno y gases malolientes, productos de putrefacción, como, por ejemplo, el metano (CH_4). En un tercio de gente sana se detecta metano, pero los estudios de los últimos años vinculan claramente su producción en cantidades excesivas con desórdenes intestinales orgánicos y funcionales.

Con el aumento de la presión intraabdominal
y de la presión venosa central disminuye el volumen urinario y aparece la necesidad de mayores presiones aéreas en el paciente ventilado. La
respiración propia se hace dificultosa por el des-
plazamiento del diafragma y por el edema pulmonar intersticial, debido al cambio del gradiente
entre la presión oncótica de la sangre y la presión
alveolo-capilar. La insuficiencia respiratoria requiere una intervención para recuperar la función
ventilatoria.

La disfunción cardiorrespiratoria y renal se
hace difícil de tratar con medidas habituales; sólo
la descompresión abdominal revierte los efectos
adversos del incremento de la PIA. La descompresión abdominal aumenta el retorno venoso y el
gasto cardíaco y disminuye la resistencia vascular
periférica por dilatación de los vasos periféricos y
de la pequeña vasculatura visceral, provocando
hipotensión arterial transitoria; incluso se puede
presentar asistolia.[14] Para prevenir la descompensación hemodinámica durante la descompresión
abdominal se debe restaurar adecuadamente la
volemia del paciente, asegurar el transporte de
oxígeno y corregir los trastornos de la coagulación.

El oxígeno hiperbárico permite a veces no inter-
venir quirúrgicamente. Aplicada tempranamente,

la OHB disminuye el volumen de los gases en el intestino por dos mecanismos: directo (mecánico) e indirecto (químico), por cambio de gases tóxicos (metano y otros) por oxigeno, el cual se consume por los tejidos y no solo restaura la producción de energía tisular, sino que recupera la función de todos los elementos del metabolismo, afectado por el síndrome compartimental abdominal.

En un 50% de los pacientes después de las primeras 3 sesiones de OHB se logra recuperar el metabolismo según la medición de los gases en sangre, entre otros índices la presión parcial de oxígeno en sangre arterial y en un 60% después de las 6 sesiones. Con 10 sesiones de OHB se observa la recuperación de PaO2 en todos los pacientes tratados.[65]

En las enfermedades abdominales quirúrgicas la OHB es una herramienta terapéutica muy potente ya que restaura el suministro de oxígeno en todos los niveles del organismo, estimula recuperación del peristaltismo, la inmunidad, la fagocitosis y otros elementos de inhibición de actividad microbiana, y reduce la intoxicación.

65. Belokurov YuN, Rybachkov VV, Gramenizkiy AB. [OHB en tratamiento de peritonitis y paresia intestinal] (rus). Гипербарическая физиология и медицина; 2003. №1, c. 24-35.

La enfermedad adhesiva intestinal postquirúrgica

Entre la patología quirúrgica con incidencia frecuente se observa la enfermedad adhesiva intestinal postquirúrgica. Los médicos del hospital Toyota Kosei Hospital en Josui-cho, Toyota, Japón, durante 6 años (2006-2012) estudiaron la evolución de pacientes con obstrucciones del intestino delgado producidas por la enfermedad adhesiva postquirúrgica a lo largo de 3 años a cada paciente. En total en este estudio fueron registrados los 305 casos. 163 pacientes fueron tratados con OHB a 2.0 ATA una sesión diaria, y recibieron en promedio 3 sesiones (de 1 a 7), 142 pacientes con la misma condición clínica fueron tratados por descompresión con sonda.

La mayoría de los pacientes tratados con oxígeno hiperbárico -143 o 87.7 %- evolucionaron favorablemente sin necesidad de intervención quirúrgica. Veinte pacientes no respondieron a la OHB y fueron tratados con la descompresión por sonda.

La aplicación de OHB fue asociada con recuperación de la nutrición oral más temprana (en promedio 4.7 días contra 6.5 días, $p<0.001$) y con el período de internación más corto (10.3 días contra 14.1 días, $p<0.001$). La necesidad de intervenciones quirúrgicas adicionales fue de 7.4 % en el grupo

tratado con OHB y de 14.8 % en el grupo que recibió sólo la terapia de descompresión.

Los autores concluyen que la OHB es una te-
rapéutica segura en la enfermedad adhesiva pos-
quirúrgica del intestino delgado, que reduce la
necesidad de intervenciones quirúrgicas, el tiem-
po de recuperación y el período de internación.[66]

La apendicitis gangrenosa

Entre la patología quirúrgica un lugar especial
ocupa la apendicitis gangrenosa (AG).[67] La apendicitis gangrenosa o aguda complicada se caracteriza
por mortalidad alta – hasta un 1%. La aplicación
de OHB fue analizada en 260 pacientes con apendicitis aguda, de ellos en 68 con manifestaciones
destructivas: apendicitis gangrenosa o gangreno-
sa-perforativa. El tratamiento estándar incluía la
cirugía en no más de 2 horas después de internación, hidratación parenteral, agentes antibacteria-

---

66. Fukami Y1, Kurumiya Y, Mizuno K, et al. Clinical effect of
hyperbaric oxygen therapy in adhesive postoperative small
bowel obstruction. *Br J Surg*. 2014 Mar;101 (4):433-7.
67. Boichuk PI, Hutinaev MA, Kovalenko HG. [OHB en el esquema terapéutico de pacientes con apendicitis destructiva]
(rus). Гипербарическая физиология и медицина, 2004,
№ 3, стр.13-15

nos combinados según esquemas protocolizados, analgésicos y OHB.

El grupo tratado con OHB incluía 30 pacientes y el grupo control 8 pacientes. Las primeras 2 sesiones se realizaban a 1.2-1.3 ATA de 40 min, posteriormente a 1.6-1.8 ATA; en total los pacientes recibieron entre 8 y12 sesiones.

El objetivo principal en la AG es la recuperación de la función motora del tracto gastro-intestinal. El segundo objetivo es la prevención de las adherencias y por ende de obstrucciones intestinales. La paresia intestinal es uno de los factores más desfavorables por crear condiciones de la formación de adherencias y posteriores obstrucciones. En el grupo tratado con OHB en 26 pacientes el peristaltismo se recuperó en las primeras 24 horas después de la cirugía; en 4 pacientes durante las segundas 24 horas. En el grupo control la función motora intestinal se recuperó pasadas 48 y 72 horas respectivamente. La eliminación de gases intestinales se reanudó más temprano en el grupo tratado con OHB, que en el grupo control, lo mismo que la restauración de defecación. La cicatrización por primera intención fue observada en 26 pacientes (casi 90%) tratados con OHB y en el grupo control solo en un 25% de pacientes.

El período de internación fue de 14.4 días en el grupo tratado con OHB y de 22.5 en el grupo control.

Síntomas	Grupo OHB				Grupo control			
Recuperación del peristal-	1° día	2° día	3° día	4° día	1° día	2° día	3° día	4° día
tismo	26	4			0	0	5	3
Eliminación de gases		28	2		0	0	0	2
Defecación	5	23	2				1	6
Cicatrización por primera intención	26				2			
Cicatrización por segunda intención	4				6			
Período de internación	14.4 días				22.5 días			

Tabla 3. Resultados de aplicación de OHB en tratamiento de apendicitis gangrenosa.

Conclusiones

1. **La OHB es un tratamiento coadyuvante muy potente en casos de la apendicitis gangrenosa. Se observa la eliminación de hipoxia, la recuperación de producción de energía celular en la pared intestinal, el efecto antibacteriano y la restauración de la función motora del tracto gastro-intestinal.**

2. Las sesiones de OHB estimulan el sistema inmune del paciente con AG y previenen el desarrollo de complicaciones piógenas.
3. Se recomienda la aplicación de OHB desde las primeras 24 horas del postoperatorio. Algunos pacientes necesitarán repetir las sesiones cada 12 horas. La cantidad total de las sesiones es de 6 a 12.

La peritonitis

Otra condición bastante frecuente en cirugía abdominal es la peritonitis. En Argentina, el Dr. Gustavo Mauvecin y colaboradores tienen una vasta experiencia en la aplicación de OHB en la peritonitis difusa de pacientes pediátricos.[68]

A lo largo de 26 años fueron tratados 239 pacientes pediátricos con peritonitis difusa con falla en uno o más órganos. El protocolo consistió en antibioticoterapia, cirugía y oxigenoterapia hiperbárica temprana (antes o dentro de las primeras 6-8 horas postquirúrgicas), a 2.5 ATA durante 70 minutos cada 12 horas las primeras 24 horas, seguida de una sesión de 2,2 ATA por 70 minutos hasta la recuperación del paciente de acuerdo a la evolución del cuadro séptico.

---

68. Mauvecin G y Espinosa C. Oxigenoterapia hiperbárica en pacientes pediátricos con peritonitis difusa *Rev. de Cir. Infantil* 2011, 51-57.

Se realizó un trabajo estadístico sobre 53 niños con dicho cuadro, entre 1984 y 1996. La edad de los pacientes fue de 1 mes hasta 17 años y el promedio de 7 años (56% varones y 44% niñas). El tiempo de aparición de los síntomas hasta la cirugía en casos de peritonitis apendiculares fue de 40 horas mientras que en peritonitis no apendiculares fue de 48 horas. La etiología de ese grupo fue un 65% de apendicitis perforadas y un 35% de peritonitis de distinto origen, tal como trauma abdominal, heridas de pared y obstrucción intestinal. Mientras en la bibliografía los datos de la mortalidad en casos tratados con OHB, oscilan entre 5.9% y 36.9%, en la publicación actual no se reportan decesos. El protocolo de tratamiento incluía:

Medidas de apoyo general que consistieron en:
• Expansión con Ringer Lactato,
• Dextran 40 para mejorar la microcirculación,
• Corrección de la acidemia con bicarbonato.

ATB de amplio espectro pre- y post- operatorio.
Cirugía
• Remoción del "foco" primario,
• Copioso lavado peritoneal,
• Cierre primario de la herida (a excepción de 2 casos)

OHB 2.5 ATA c/12 hs. las primeras 24 horas y 2.2 ATA una vez por día posteriormente.

En el trabajo del Dr. Mauvecin el único efecto adverso fue registrado en un niño de 4 meses que presentó una bradicardia marcada (50-60 por minuto) y que se recuperó a los 2 min. de retirarle el oxígeno en la cámara. No se observaron barotraumas, ni intolerancias neurológicas por O2.

Peritonitis	Apendiculares	No apendiculares
Sobrevida	100%	100%
Cantidad de tratamientos	4.6	6.2
Recuperación del íleo (horas)	27	25
Días de terapia intensiva	3.5	6.7
Total de días de internación	11.7	20.1

Tabla 4. Resultados obtenidos en pacientes tratados

Discusión:

El beneficio de la OHB fue manifiesto en los siguientes efectos: aumento de la motilidad intestinal, estimulación de procesos reparativos y cicatrización de lesiones producidas por la enfermedad y por la intervención quirúrgica. Como parte del proceso cicatrizal, se conoce el aumento de la proliferación fibroblástica y la síntesis de colágeno inducido por la OHB.

En la OHB la elevada presión parcial de oxígeno tiene efectos antibacterianos directos e indirectos; los autores atribuyen el éxito a la recuperación de la fagocitosis, ya que en pacientes con peritonitis difusa fue deficiente la actividad fagocítica de los polimorfonucleares[69]. La OHB estimula las defensas por el sistema inmune, contando con un marcado descenso de la respuesta inmune mediada por linfocitos T en los pacientes con peritonitis difusa séptica[70]. Además está conocido el efecto detoxificante de OHB: un estudio de la sangre de 43 pacientes con la peritonitis difusa revelo la acumulación de once diferentes sustancias tóxicas, productos intermedios del metabolismo en el estado de descompensación (aldehídos, alcoholes, acetona, etc. en cantidades altas), la concentración de las cuales fue disminuida con OHB incluida en el esquema terapéutico junto con otros métodos detoxificantes.[71]

---

69. Koniukhova LV, Galankin VN, Kharchenko NM et al. [Neutrophilic leukocyte reaction in the course of diffuse purulent peritonitis] (rus). Arkhiv Patologii 1991, 53(10):18-24.

70. Kurzawiński Tl, Ciesielski L, Cieślewicz G. [Examinations of cell mediated immunity in diffuse peritonitis]. [Article in Polish] Pol TygLek. 1991 Nov 11-25;46 (45-47):862-4.

71. Belokurov IuN, Rybachkov VV, Belokurov SIu [The structure of endotoxemia in peritonitis and means of eliminating it] (rus). Vestn Khi rIm I I Grek 1987 Oct; 139(10) :42-5.

El papel de las citoquinas como mediadores de la respuesta inmune del organismo y su actuación en el desarrollo del síndrome de respuesta inflamatoria sistémica y falla multiorgánica han sido claramente demostrado por diferentes autores. En la peritonitis bacteriana hay una repuesta desmesurada de las citoquinas inflamatorias, principalmente mediada por el factor de necrosis tumoral alfa [TNF-α], interleuquina-6 [IL-6] y la activación de la cascada inflamatoria sistémica. Todos estos fenómenos pueden mermar con la aplicación temprana de OHB.

La OHB es recomendada como un tratamiento coadyuvante temprano en pacientes con peritonitis de diferente origen.

Abscesos en diferentes órganos de la cavidad abdominal

Otra patología quirúrgica, aunque menos frecuente que la peritonitis, son los abscesos en diferentes órganos de la cavidad abdominal. Los médicos rusos han aplicado la OHB en el esquema terapéutico de abscesos hepáticos en pacientes pediátricos[72]

---

72. Safronova IA, Dubrovin AG. [OHB en el esquema terapéutico de abscesos hepáticos en pacientes pediátricos.] (rus). Гипербарическая физиология и медицина, 1998, № 4, p. 35-35

Los abscesos hepáticos son difíciles de curar. Seis niños de 3 a 11 años con múltiples abscesos de 5 a 35 mm de diámetro en ambos lóbulos hepáticos, diagnosticados por ecografía, recibieron además del drenaje percutáneo de los abscesos (en un caso se requirió la cirugía), antibioticoterapia, inmunomoduladores, agentes detoxificantes y OHB. La OHB fue realizada en cámaras monoplaza cada 24 horas a 1.3-1.7 ATA de 60 min., en total de 10 a 15 sesiones OHB.

A partir de la 3ra aplicación de OHB se observó reducción de la fiebre, alivio en el estado general, aparición del apetito. Se observó mejoría en el peristaltismo; y los abscesos menores de 10 mm en diámetro se curaron en un mes, y otros mejoraron manifiestamente. En un caso, pese al tratamiento OHB, fue necesaria la intervención quirúrgica. Los cirujanos han observado que los abscesos con la aplicación de oxígeno hiperbárico se delimitan y se facilita su exeresis.

La inclusión de OHB en el esquema terapéutico permite curar abscesos de tamaño menor de 10 mm en diámetro con terapia conservativa; los abscesos más grandes mejoran y se facilita su exeresis.

OHB en el tratamiento de la paresia y parálisis intestinal (íleo)

En la paresia y posterior parálisis del intestino queda bajo cuestión la vitalidad de la pared intestinal y la función motora del tracto gastro-intestinal.[73]La cantidad de O_2 en la sangre arterial baja a 2-3 %, y en la venosa – a 3-4 % de volumen. La paresia intestinal y la limitación del movimiento del diafragma resulta en una reducción de la ventilación pulmonar casi a la mitad y la capacidad vital baja 1.5 veces. La hipoxia produce una cascada de eventos que se acompañan de trastornos graves en la circulación regional. La hipoquinesia del intestino lleva a la formación de un círculo vicioso que por ende resulta en la pérdida de la vitalidad del intestino.

Aún una sola sesión de OHB lleva a la mejoría en el metabolismo de la pared intestinal, y aumenta la amplitud y la frecuencia de las ondas de peristaltismo. La frecuencia de las ondas de peristaltismo después de 1 sesión de OHB en promedio aumenta de 1.65 por minuto, y su voltaje de 0.03 mV. Una de las razones es la acción vagotónica del oxígeno hiperbárico, con eliminación de la

73. BelokurovYuN, Rybachkov VV, Gramenizkiy AB. [OHB en tratamiento de peritonitis y paresia intestinal.] (rus). Гипербарическая физиология и медицина; 2003. №1, с. 24-35.

hipoxia y reducción de la frecuencia respiratoria con el aumento de ventilación.

Muy importante en el tratamiento del íleo producido por peritonitis difusa es el efecto detoxificante del oxígeno hiperbárico; en pacientes con peritonitis no complicada disminuye la hipertermia a partir de la primera sesión de OHB. En 90% (89.7) de los pacientes graves con peritonitis difusa, la reducción de la fiebre se observa después de 6-7 sesiones de OHB. Mejora la actividad bactericida sanguínea y de los factores de la inmunidad celular y humoral (aumento de inmunoglobulinas, etc.)

La cirugía con todos los elementos de la terapia intensiva estándar se realiza en todo momento; se eliminan las complicaciones tales como los abscesos entre las asas intestinales, o el drenaje de los abscesos cuando se localizan en el fondo de saco, o cuando son múltiples, sobre todo en el postoperatorio inmediato.

La OHB es recomendada a partir de las primeras 4-6 horas después de la cirugía; durante las primeras 24 horas se realiza 2 sesiones, durante las segundas 24 horas 1 o 2, dependiendo de la evolución del paciente, y a partir del 3º día una sesión diaria; en total hasta 7 sesiones. Como signos favorables se considera la recuperación del sensorio, la reducción de la frecuencia cardíaca y respiratoria, y la aparición del peristaltismo.

La efectividad de la OHB se ve manifiestamente con el drenaje del intestino por la sonda; sólo durante una sesión incrementa la eliminación de la secreción intestinal hasta unos 200-250 ml y durante las 24 horas – hasta unos 2 o 3 litros.

La aplicación de OHB en el período temprano es muy eficaz, pero en la etapa tardía en pacientes que entran en el estado de falla multiorgánica, generalmente, es poco útil. La OHB no debe aplicarse como último recurso.

Sepsis

La medicina traslacional nos permite prestar más atención a la fisiopatología de las enfermedades y nos ofrece caminos de su corrección por el tratamiento adecuado a nivel celular. El Prof. Radermacher propone una nueva visión del rol de oxígeno hiperbárico en el tratamiento de la sepsis. Según los estudios básicos, la vasoconstricción bajo OHB no es sólo una reacción de protección contra la hiperoxia. Parece que el rol preponderante en prevenir el estado de shock se debe a la capacidad de la OHB de limitar la presencia de óxido nítrico en los tejidos.

El óxido nítrico en el eritrocito está ligado con la hemoglobina a través del residuo de cisteína, específicamente con participación del grupo sulfhidrilo con formación de nitrosohemoglobina (S-Hb-NO). Este proceso ocurre en presencia de altas presiones parciales de oxígeno —lo que significa— en los pulmones y sangre arterial. A medida que S-Hb-NO llega a los capilares con la PO_2 baja, la nitrosohemoglobina entrega el óxido nítrico a los tejidos, donde con el exceso de NO se produce vasodilatación descontrolada (una condición *sine qua non* del shock séptico). La aplicación de la OHB permite mantener la PO_2 alta en los capilares y en los tejidos, ayudando a prevenir la dilatación descontrolada de la microcirculación.[74] Mientras más temprano se realice el tratamiento OHB, mejor será el resultado.

Hace unos 40 años atrás aparecieron las primeras publicaciones sobre el potencial terapéutico del oxígeno hiperbárico (OHB) en la sepsis[75]. En aquel

74. Crawford JH1, Chacko BK, Pruitt HM, et al. Transduction of NO-bioactivity by the red blood cell in sepsis: novel mechanisms of vasodilation during acute inflammatory disease. Blood. 2004 Sep 1;104 (5):1375-82.
75. Ross RM, McAllister TA. Protective action of hyperbaric oxygen in mice with pneumococcal septicaemia. *Lancet* 1965,191: 579–581.

entonces el mecanismo benéfico básico fue atribui-
do intuitivamente al aumento de la oxigenación
tisular y las propiedades del oxígeno puro a altas
presiones parciales ser un "antibiótico"[76], lo cual a
su tiempo fue considerado como resultado de una
mayor producción de radicales libres, el estallido
respiratorio y el aumento de la fagocitosis[77].

El concepto actual incluye un amplio espectro
de respuestas celulares a nivel molecular, actuan-
do el oxígeno hiperbárico como un transductor de
las señales intracelulares y un modulador de la
función genética[78,79,80]. Estos efectos bioquímicos

76. Knighton DR, Halliday B, Hunt TK. Oxygen as an anti-
biotic. The effect of inspired oxygen on infection. *Arch Surg,*
1984, 119:199–204.
77. Labrouche S, Javorschi S, Leroy D, et al. Influence of
hyperbaric oxygen on leukocyte functions and haemostasis
in normal volunteers. *Thromb Res* 1999, 96:309–315
78. Bonomo SR, Davidson JD, YuY, et al. Hyperbaric oxygen as a signal transducer: upregulation of platelet derived
growth factor-beta receptor in the presence of HBO2 and
PDGF. *Undersea Hyperb Med* 1998, 25: 211–216
79. Buras JA. Basic mechanisms of hyperbaric oxygen in the
treatment of ischemia-reperfusion injury. *Int Anesthesiol Clin*
2000, 38:91–109
80. Muth CM, Radermacher P, Cuzzocrea S. Hyperbaric oxygen and sepsis: time to recognize. *Intensive Care Med* 2005,
31:1150–1152

todavía no tan bien entendidos llevan a la modulación de la expresión de moléculas de adhesión, enzimas antioxidantes, factores de crecimiento, citoquinas, y óxido nítrico sintetasa; también interfieren con la microcirculación y la producción de energía celular.

Existe el efecto benéfico de la OHB sobre la inflamación, la lipoperoxidación, los trastornos vasculares y la disfunción de los órganos.[81,82]

La coagulopatía es casi una característica universal en sepsis[83]. La exposición del endotelio a las citoquinas y sus derivados (por ejemplo, óxido nítrico y otros radicales libres) produce alteraciones en las funciones fisiológicas del endotelio[84], que re-

81. Luongo C, Imperatore F, Cuzzocrea S, et al. Effects of hyperbaric oxygen exposure on a zymosan-induced shock model. *Crit Care Med* 1998, 26:1972–1976

82. Cuzzocrea S, Imperatore F, Costantino G, et al. Role of hyperbaric oxygen exposure in reduction of lipid peroxidation and in multiple organ failure induced by zymosan administration in the rat. *Shock* 2000, 13:197–203

83. Dhainaut JF, Shorr AF, Macias WL, et al Dynamic evolution of coagulopathy in the first day of severe sepsis: relationship with mortality and organ failure. *Crit Care Med* 2005, 33:341–348

84. Hack CE, Zeerleder S. The endothelium in sepsis: source of and target for inflammation. *Crit Care Med* 2001, 29 [Suppl] S21–S27

sulta en el desbalance entre los mecanismos pro y anticoagulantes.

La inflamación exagerada y disfunción endotelial asociada con esta inflamación lleva a la liberación de un factor tisular, un principal mediador que vincula la inflamación y la coagulación, y que se convierte en el gatillo de la cascada de coagulación y acelera la producción de trombina[85].

Aún más, los mediadores proinflamatorios no solamente activan propiedades procoagulantes de las células endoteliales, sino que inhiben la acción fibrinolítica del endotelio[86]. Como resultado se forma un círculo vicioso de inflamación y procoagulación que promueve la coagulación intravascular, llevando a la disfunción microcirculatoria, la lesión tisular y la falla multiorgánica.

El arriba mencionado efecto pluripotencial de la OHB justifica la hipótesis que el oxígeno hiperbárico puede mejorar la disfunción coagulación/

85. Gando S, Nanzaki S, Sasaki S, et al. Activation of the extrinsic coagulation pathway in patients with severe sepsis and septic shock. *Crit Care Med* 1998, 26:2005–2009

86. Levi M, van der Poll T, tenChate Hl, van Deventer (1997) The cytokine mediated imbalance between coagulant and anticoagulant mechanisms in sepsis and endotoxemia. *Eur J Clin Invest* 27:3–9

inflamación sistémica y por ende, es válida su aplicación en la sepsis.

Resumiendo
Primero: la vasoconstricción en la sepsis es una reacción de protección contra la hiperoxia. Segundo: la OHB disminuye la cantidad de NO en los tejidos, previniendo una vasodilatación sistémica descontrolada. Tercero: sigue vigente el rol de la OHB como antibiótico y su participación en la activación de la fagocitosis. Cuarto: está reconocido el efecto antiinflamatorio del oxígeno hiperbárico a través de la modificación de la expresión de citoquinas pro- y antiinflamatorias.[87]

La cirugía reconstructiva de colon y recto
La OHB se aplica exitosamente en la cirugía reconstructiva de colon y recto. Así, Chan XH y colegas reportaron el éxito al aplicar en cuatro pacientes el oxígeno hiperbárico junto a la cirugía para reparar el área perineal. Los pacientes sufrían de enfermedades inflamatorias intestinales crónicas y fístulas perianales incurables, que requirieron la

---

87. Radermacher P. HBO and Sepsis: more than increased O2 transport. Special lecture EUBS 2011, Gdansk.

proctectomía. La OHB junto a colgajos miocutáneos permitió lograr la resolución definitiva[88].

La OHB en cirugía abdominal para prevención de complicaciones

La causa principal de las complicaciones en cirugías sobre el intestino grueso (dehiscencia de anastomosis, necrosis, etc.) es la hipoxia regional, con alteraciones de los tejidos del intestino que deben ser anastomizados. Se observan alteraciones manifiestas en la circulación local con menor captación de oxígeno por los tejidos. Para mejorar la evolución de los pacientes fueron aplicadas sesiones de OHB antes de la intervención quirúrgica.

Fueron observados 60 pacientes con megacolon congénito de 1 a 15 años de edad; la mitad de los cuales recibió la OHB (en promedio 8 sesiones a 1.7 ATA con 40 min de isopresión) y otra mitad formó el grupo control.[89]

---

88. Chan XH1, Koh CE, Glover M,et al. Healing under pressure: hyperbaric oxygen and myocutaneous flap repair for extreme persistent perineal sinus after proctectomy for inflammatory bowel disease. *Colorectal Dis.* 2014 Mar;16 (3):186-90.

89. Baidin SA, Burmistrov IU .[OHB en período prequirúrgico en niños con megacolon congénito.] (rus.) Гипербарическая физиология и медицина, 1998, № 1, p. 8-13.

Los niños de ambos grupos presentaban manifestaciones de intoxicación crónica fecal, alteraciones del balance ácido-base y de la función hepática; los pacientes estaban debilitados e hipotróficos.

Fue medida la presión parcial de oxígeno en los tejidos intestinales antes y después de la intervención quirúrgica usando el método polarográfico endoscópico. Fueron registrados los valores iniciales de PO_2 en la submucosa intestinal y su aumento después de respirar oxígeno al 100% normobárico durante 2 minutos.

Pese a la impresión de que los pacientes en el grupo principal recuperaban más su salud en el proceso de preparación prequirúrgica, no hubo diferencias significativas en los indicadores monitoreados. En el postoperatorio los pacientes de ambos grupos recibieron el mismo tratamiento entre los grupos. Se observó una mejor evolución del postoperatorio en el grupo principal.

Los estudios polarográficos de PO_2 en los tejidos intestinales demostraron mejoría significativa en el grupo tratado con OHB en el preoperatorio contra el grupo control. Después de la cirugía en el grupo control se observó una disminución de la PO_2 en el intestino en un 30%. Con la prueba de respirar el oxígeno, la PO_2 en el intestino aumentaba sólo un 14.5% contra 20.5±2.2% considerados como límite normal. Se necesitó más tiempo para llegar a valores máximos de PO_2 en un 22%.

Síntomas	Grupo control	Grupo OHB
Paresia intestinal	80%	10%
Recuperación motilidad	4.2±0.2 días	2.5±0.3*
Período en UCI	5.0±0.5 días	3.5±0.2*
Complicaciones	35%	5%*
Mortalidad (casos)	2	0

Tabla 5. Evolución clínica del postoperatorio
en pacientes con megacolon congénito.

La evolución de los pacientes que han recibido la OHB fue diferente. La rapidez de lograr los valores máximos después de la prueba con carga de oxígeno aumentó un 28,5%. Después de la serie de aplicaciones de OHB en el preoperatorio los valores de PO_2 en el intestino en este grupo se igualaron a los valores normales y no se observó su reducción en el postoperatorio, pese a que los procedimientos quirúrgicos fueron bastante grandes e iguales en ambos grupos.

PO2 en mm Hg	Submucosa	Aumento del nivel inicial	Tiempo (seg) de lograr valores max.

Condiciones normales	65.3±2.2	20.5±2.2	35±2.0
Grupo control en postoperatorio	45.6±2.2	14.6±2.3	45±3.0
Grupo principal después del curso de OHB	66.8±3.7	25.6±2.0	25±1.0
Grupo principal postoperatorio	64.3±2.5	18.9±1.7	37.7±3.0

Tabla 6. PO_2 y sus modificaciones en el intestino grueso en pacientes del grupo control y del grupo principal.

Además en el grupo principal se observó un aumento de la actividad de la superoxido dismutasa (SOD) y de la catalasa en la sangre periférica. Este efecto demuestra la acción específica de la OHB en lograr una mejoría estable y definitiva en pacientes con afectaciones intestinales graves.

Conclusión

La OHB posee una amplia gama de efectos favorables en el área de las en patología intestinal: antiinflamatorio, antibiótico y antihipóxico. Al mismo tiempo la OHB mejora el metabolismo del intestino, estimula la recuperación de peristaltismo y tiene efecto detoxificante en megacolon y otras patologías afines.

La OHB actúa a nivel celular en la transmisión de señales, recuperando la disfunción mitocondrial, y mermando los efectos nocivos de las citoquinas y factores de transcripción inflamatorios y destructivos.

La OHB se aplica exitosamente en las EII crónicas en las diferentes etapas de la evolución del proceso

La OHB es un arma muy útil en infecciones abdominales: peritonitis, sepsis, apendicitis gangrenosa, abscesos hepáticos, etc.

La OHB debe aplicarse en cirugía abdominal como un método preventivo de las complicaciones postquirúrgicas.

La OHB es un método coadyuvante en patologías abdominales inflamatorias, obstructivas y sépticas, y no reemplaza a ningún método terapéutico y quirúrgico estándar. Tampoco debe aplicarse como el último recurso; esta herramienta debe ser parte del plan de tratamiento de todo un equipo de especialistas.

Abreviaturas

ATA   atmósfera absoluta

CO   monóxido de carbono

CO2   dióxido de carbono

CP   células progenitoras

CU   colitis ulcerosa

EC   enfermedad de Crohn

EII   enfermedades inflamatorias intestinales

EO   estallido oxidativo

EROS   especies reactivas de oxígeno

fMLP   activador estándar de los neutrófilos

HIF   factor inducible por la hipoxia

HTA   hipertensión arterial

ICAM   moléculas de adhesión intracelular

IL   interleuquina

I-R   isquemia - reperfusión

MAC-1   complejo de ataque a las membranas

NFκB   factor nuclear kappa beta

NO   óxido nítrico

OHB   oxigenoterapia hiperbárica

P   presión parcial

PaO2   presión parcial de oxígeno en sangre arterial

PDGF   factor de crecimiento derivado de las plaquetas

PIA   presión intraabdominal

PMN   polimorfonucleares

PO2   presión parcial de oxígeno

PtO2   presión parcial de oxígeno en tejidos

PvO2   presión parcial de oxígeno en sangre venosa

TNF   factor de necrosis tumoral

VEGF   factor de crecimiento de endotelio vascular

Dr. Héctor Osvaldo Campos

Médico, cirujano, exdirector del Hospital Naval Pedro Mallo de Buenos Aires.

Presidente de la Sociedad Argentina de Medicina hiperbárica y Actividades Subacuáticas.

Capitán de Navío Médico (RE)

Ex Director del Hospital Naval de Bs. As

Ex Director de Sanidad Naval.

Miembro Titular de la Asociación Argentina de Cirugía

Jefe de Cirugía del: Hospital Regional Río Grande (Tierra del Fuego)

Hospital Naval Puerto Belgrano

Hospital Naval Bs. As

Jefe de los Servicios de Medicina Hiperbárica del: Hospital Naval Puerto Belgrano

Hospital Naval Bs. As

Actual Director del Centro de Medicina Hiperbárica del Sanatorio Modelo de Quilmes

Director del Curso de Posgrado en Medicina Hiperbárica y Subacuatica de la Facultad de Medicina de la Universidad de Bs. As.

Presidente de la Sociedad Argentina de Medicina Hiperbárica y Subacuatica (SAMHAS)

Dra. Nina Subbotina

Doctora en Medicina graduada en el Primer Instituto de Medicina de Moscú (diploma de Honor). Candidato en Ciencias Médicas o PhD (Comisión Superior de Certificación de U.R.S.S.). Formación como especialista en medicina hiperbárica en el Barocentro de Moscú Directora del Centro de Medicina Hiperbárica Buenos Aires (desde 1998 hasta la fecha). Autora de numerosos trabajos sobre los ritmos biológicos, rendimiento humano y aplicaciones clínicas de la oxigenoterapia hiperbárica. Autora de *Medicina Hiperbárica*, 2006 Autora de *La Cámara Hiperbárica: Ciencia, no milagro*, 2007 Autora del capítulo XVI "Delayed neurologic syndrome after carbon monoxide poisoning" del libro *Hyperbaric Oxygen for Neurological Disorders*. Ed. Dr. John Zhang, Best Publishing Company, U.S.A., 2008. Autora de los capítulos VII, VIII y IX del libro *Pie Diabético en Riesgo*, ed. Dr. Alberto R. Teme, Buenos Aires, 2005.